Michael Hillebrand

Krankenpflege-Examen
Anatomie – Physiologie – Biologie
Originalfragen und Kommentare

Michael Hillebrand

Krankenpflege-Examen

Anatomie – Physiologie – Biologie
Originalfragen und Kommentare

Mit 61 Abbildungen

Urban & Schwarzenberg
München · Wien · Baltimore

Autor:
Michael Hillebrand
Grevenerstr. 379
48159 Münster

Lektorat: Dr. med. Dorothea Schneiderbanger
Redaktion: Annette Heuwinkel, München; Barbara De Bernardinis, München
Herstellung: Renate Hausdorf

Die Deutsche Bibliothek – CIP-Einheitsaufnahme

Hillebrand, Michael:
Krankenpflege-Examen : Anatomie – Physiologie – Biologie ;
Originalfragen und Kommentare / Michael Hillebrand. –
München ; Wien ; Baltimore : Urban und Schwarzenberg, 1994
  ISBN 3-541-16441-7

Alle Rechte, auch die des Nachdruckes, der Wiedergabe in jeder Form und der Übersetzung in andere Sprachen, behalten sich Urheber und Verleger vor. Es ist ohne schriftliche Genehmigung des Verlages nicht erlaubt, das Buch oder Teile daraus auf fotomechanischem Weg (Fotokopie, Mikrokopie) zu vervielfältigen oder unter Verwendung elektronischer bzw. mechanischer Systeme zu speichern, systematisch auszuwerten oder zu verbreiten (mit Ausnahme der in den §§ 53, 54 URG ausdrücklich genannten Sonderfälle).

Gesamtherstellung: Kösel, Kempten
Printed in Germany
© Urban & Schwarzenberg 1994

ISBN 3-541-16441-7

Inhalt

Fragen

Kapitel 1: Zelle und Gewebe
Fragen 1.1 – 1.30 .... 3– 15

Kapitel 2: Skelett und Muskulatur
Fragen 2.1 – 2.41 .... 17– 38

Kapitel 3: Herz, Lungen und Kreislauf
Fragen 3.1 – 3.56 .... 39– 65

Kapitel 4: Blut und Hormone
Fragen 4.1 – 4.45 .... 67– 87

Kapitel 5: Verdauungssystem
Fragen 5.1 – 5.64 89–119

Kapitel 6: Urogenitaltrakt
Fragen 6.1 – 6.19 121–130

Kapitel 7: Zentralnervensystem
Fragen 7.1 – 7.18 131–139

Lösungen und Kommentare

Kapitel 1: Zelle und Gewebe
Antworten 1.1 – 1.30 143–160

Kapitel 2: Skelett und Muskulatur
Antworten 2.1 – 2.41 161–184

Kapitel 3: Herz, Lungen und Kreislauf
Antworten 3.1 – 3.56 185–218

Kapitel 4: Blut und Hormone
Antworten 4.1 – 4.45 219–241

Kapitel 5: Verdauungssystem
Antworten 5.1 – 5.64 243–273

Kapitel 6: Urogenitaltrakt
Antworten 6.1 – 6.19 275–288

Kapitel 7: Zentralnervensystem
Antworten 7.1 – 7.18 289–299

Sachverzeichnis 301

Vorwort

Liebe Prüflinge,

nach meinem Physikum lehrte ich Anatomie, Physiologie und Biologie in zwei Krankenpflegeschulen in Münster. Als ehemaliger Schüler einer Krankenpflegeschule weiß ich, mit welchen Schwierigkeiten eine Prüfungsvorbereitung verbunden ist.

Daher sammelte ich die aktuellen Examina mehrerer Jahre und katalogisierte die Fragen. Um sich effektiv vorbereiten zu können, habe ich zu jeder Frage einen Kommentar verfaßt.

Die Prüfungsfragen und meine Erläuterungen liegen Ihnen in diesem Buch vor. Es soll Ihnen das lästige Blättern und Suchen in großen Lehrbüchern ersparen. Natürlich ist es kein Ersatz für solche, aber Sie können sehr gut erkennen, was Sie schon wissen und wo noch Wissenslücken zu füllen sind.

Tabellen, die klar gegliedert und knapp formuliert sind, erleichtern Ihnen die Übersicht über wichtige Themen.

Lernen Sie am besten so: Lösen Sie 10 Fragen und lesen Sie anschließend die entsprechenden Kommentare. Lesen Sie aber auch die Kommentare von richtig beantworteten Fragen, denn oft ist es der falsche Gedanke, der die richtige Lösung gebracht hat.

Mit besonderem Dank möchte ich dieses Buch meinen Eltern widmen, die mir das Studium der Medizin ermöglichten.

Dank auch allen Mitarbeitern des Verlages Urban & Schwarzenberg, allen voran Frau Dr. med. Dorothea Schneiderbanger, Frau Barbara De Bernardinis, Frau Annette Heuwinkel und Frau Renate Hausdorf. Ihnen ist es gelungen, ein in meinen Augen ansehnliches und brauchbares Arbeitsbuch den Prüflingen vorzulegen.

Ich wünsche Ihnen viel Spaß und Erfolg bei der Prüfung!

Münster, im November 1993
Michael Hillebrand

Wir danken folgenden Verlagen für die
freundliche Genehmigung zum Abdruck
ihrer Abbildungen:
Gustav Fischer: Abb. 5.31, 5.7.1
Haus & Gross: Abb. 1.4.2, 2.13, 6.2.1
Springer: 1.4.1, 1.9.2, 6.2.2, 7.3.1
Georg Thieme: 2.20.1, 3.30

Fragen

1 Zelle und Gewebe

1.1 Was sind Osteoblasten?

○ A Glatte Muskelzellen

○ B Knochenbildungszellen

○ C Anteile des Periosts

○ D Knochenfreßzellen

○ E Knorpelbildungszellen

1.2 Das Stützgewebe wird unterteilt in:

1. Epithelgewebe
2. Knorpelgewebe
3. Fettgewebe
4. Muskelgewebe
5. Bindegewebe
6. Knochengewebe
7. Drüsengewebe
8. Nervengewebe

○ A 1 + 3 + 5

○ B 1 + 4 + 5 + 6

○ C 2 + 3 + 5 + 6

○ D 4 + 5 + 7 + 8

○ E Keine Aussage ist richtig.

1.3 Ordnen Sie die Begriffe der beiden Listen einander zu. Kreuzen Sie die richtige Kombinationsaussage an.

Liste 1
A) Tast- und Druckkörperchen
B) Blutgefäße/ Schweißdrüsen
C) Talgdrüsen
D) Hornschicht

Liste 2
1. Sinnesorgan
2. Wärmeregulation
3. Schutz vor Austrocknung
4. Schutz vor mechanischen Einflüssen

○ A   D1, B2, C3, A4

○ B   D1, C2, A3, B4

○ C   A1, B2, C3, D4

○ D   A1, C2, B3, D4

1.4 Ordnen Sie die Begriffe der beiden Listen einander zu. Kreuzen Sie die richtige Kombinationsaussage an.

Liste 1
A) Mitochondrien
B) Lysosomen
C) Ribosomen
D) Zellkern
E) endoplasmatisches Retikulum

Liste 2
1. Verdauungsorganell
2. Wegesystem der Zelle
3. Kraftwerk der Zelle
4. Proteinbiosynthese
5. Speicherung der genetischen Information

○ A   A2, B1, C3, D5, E4

○ B   A3, B1, C2, D4, E5

○ C   A3, B1, C4, D5, E2

○ D   A5, B2, C1, D3, E4

○ E   A3, B5, C2, D4, E1

1.5 Zur glatten Muskulatur gehören:

1. Skelettmuskulatur
2. Darmmuskulatur
3. Blasenmuskulatur
4. Herzmuskulatur

○ A   2 + 3

○ B   3 + 4

○ C   1 + 4

○ D   1 + 2 + 3

○ E   Alle Antworten sind richtig.

1.6 Welches Epithel kommt in der Trachea vor?

○ A   Mehrschichtig unverhorntes Plattenepithel

○ B   Übergangsepithel

○ C   Zylinderepithel mit Bürstensaum

○ D   Flimmerepithel

○ E   einschichtiges Plattenepithel

1.7 Was sind Chondroklasten?

○ A Knochenbildungszellen

○ B Knorpelbildungszellen

○ C Knochenfreßzellen

○ D Knorpelfreßzellen

○ E Keine Antwort ist richtig.

1.8 Quergestreifte Muskulatur:

○ A ermüdet nicht

○ B ist unserem Willen unterworfen

○ C kontrahiert sich träge

○ D ist die Organmuskulatur

○ E besitzt keine Nerven

1.9 Nervengewebe – welche Aussage ist richtig?

○ A Reife Nervenzellen können sich teilen.

○ B Axone (Neuriten) nehmen vornehmlich Impulse auf.

○ C Jede Zelle hat nur einen Dendriten.

○ D Die Impulse werden in Form von Aktionspotentialen weitergeleitet.

○ E Azetylcholin ist kein Transmitter.

1.10 Gasaustausch in der Lunge – welchem Transportmechanismus unterliegt er?

- ○ A Osmose
- ○ B Diffusion
- ○ C Endozytose
- ○ D Exozytose
- ○ E Keine der Angaben trifft zu.

1.11 Wie heißt das Sekret der inkretorischen Drüsen?

- ○ A Schweiß
- ○ B Hormon
- ○ C Enzym (Ferment)
- ○ D Schleim

1.12 Synapse – was stimmt?

1. Im Bereich der Synapse werden Trägerstoffe freigesetzt.
2. Es gibt nur erregende Synapsen.
3. Im Synapsenbereich erfolgt die Erregungsübertragung von Neuriten (Axon) auf die nachgeordnete Ganglienzelle.
4. Die motorische Endplatte bezeichnet man als zentrale Synapse.

- ○ A 1 + 2 + 4
- ○ B 1 + 3
- ○ C 2 + 3 + 4
- ○ D 1 + 3 + 4
- ○ E Alle Antworten sind richtig.

1.13 Wie viele Chromosomen besitzt die menschliche Zelle?

○ A 44

○ B 23

○ C 92

○ D 46

○ E 42

1.14 Welche Funktion haben die Mitochondrien?

○ A Sekretbildung

○ B Speicherung der genetischen Information

○ C Energiegewinnung in Form von ATP

○ D Proteinbiosynthese

○ E Speicherung von Stoffen

1.15 Bezeichnen Sie die gekennzeichneten anatomischen Strukturen. Die Aufgabe gilt als vollständig gelöst, wenn alle Strukturen richtig benannt sind – als teilweise gelöst, wenn mindestens drei Strukturen richtig benannt sind.

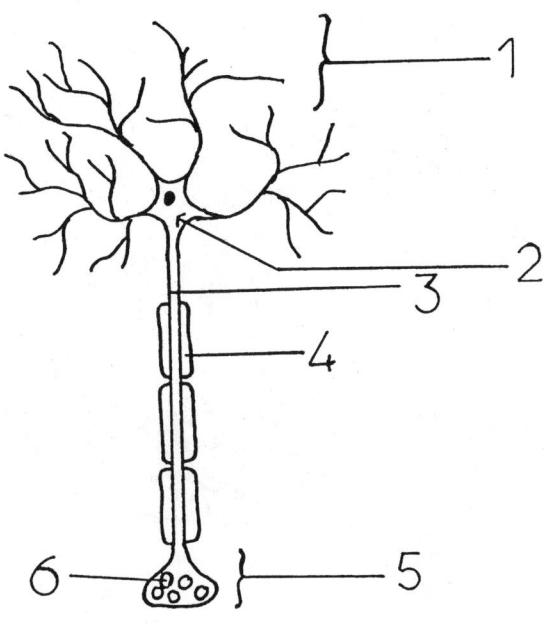

1.
2.
3.
4.
5.
6.

1.16 Bezeichnen Sie die gekennzeichneten anatomischen Strukturen. Die Aufgabe gilt als vollständig gelöst, wenn alle Strukturen richtig benannt sind, als teilweise gelöst, wenn mindestens drei Strukturen richtig benannt sind.

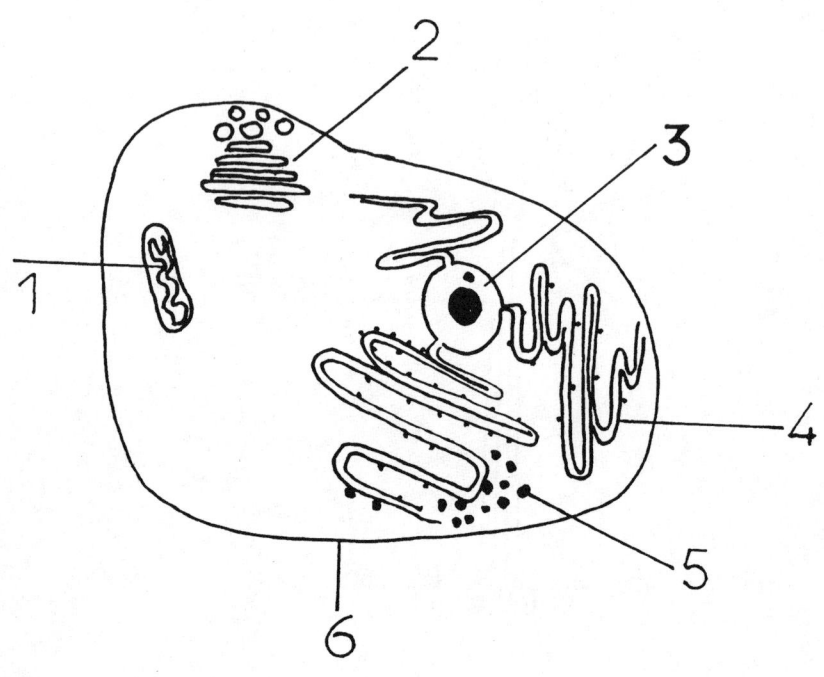

1. _____

2. _____

3. _____

4. _____

5. _____

6. _____

1.17 Das Desoxyribonukleinsäure-Molekül (DNS) ist:

○ A Teil des Magensafts

○ B Teil des Gallensafts

○ C Bestandteil des Zellplasmas

○ D Bestandteil des Zellkerns

1.18 Welche Aussage zur Muskulatur trifft zu?

○ A Glatte Muskulatur ist willkürlich beeinflußbar.

○ B Quergestreifte Muskulatur ermüdet schneller als glatte.

○ C Die Skelettmuskulatur besteht aus glatter Muskulatur.

○ D Die Kontraktionsgeschwindigkeit der glatten Muskulatur ist im Gegensatz zur quergestreiften Muskulatur schneller.

1.19 Welche Zelle ist die größte?

○ A Muskelzelle

○ B Eizelle

○ C Epithelzelle

○ D Samenzelle

○ E Fettzelle

1.20 Der wichtigste Elektrolyt der Intrazellularflüssigkeit ist:

- A Ca
- B Na
- C Cl
- D K
- E Mg

1.21 Für die Synthesephase (S-Phase) des Zellzyklus ist charakteristisch:

- A Zellwachstum
- B Proteinsynthese
- C Sichtbarwerden von Chromosomen
- D Verdoppelung der DNS
- E Reduktion der Chromosomenzahl auf die Hälfte

1.22 Bei der indirekten Zellteilung (Mitose) haben Sie mehrere Stadien kennengelernt. Wie heißt das Endstadium, bei dem sich die Mutterzelle vollständig durchschnürt und zwei Tochterzellen bildet?

- A Prophase
- B Telophase
- C Metaphase
- D Anaphase
- E Interphase

1.23 Das phänotypologische Merkmal »Augenfarbe« eines Individuums ist in den Körperzellen durch wie viele Gene manifestiert?

○ A   1 Gen

○ B   1 Genpaar

○ C   4 Gene

○ D   6 Gene

1.24 Einschichtiges Plattenepithel befindet sich in:

○ A   Speiseröhre

○ B   Harnleiter

○ C   Peritoneum

○ D   Mundschleimhaut

1.25 Welche Drüse ist eine endokrine?

○ A   Speicheldrüse

○ B   Tränendrüse

○ C   Milchdrüse

○ D   Schilddrüse

○ E   Vorsteherdrüse

1.26 Welches Epithel gehört zu den aufgezählten Organen (Systemen)?

Liste 1
A) Ösophagus
B) Atemwege
C) Magen

Liste 2
1. Zylinderepithel
2. mehrschichtiges unverhorntes Plattenepithel
3. Flimmerepithel

○ A   A2, B3, C1

○ B   A2, B1, C3

○ C   A1, B3, C2

1.27 Als nicht lebende Substanzen existieren in der Zelle:

1. Ribosomen
2. Eiweißpigmente
3. Mitochondrien
4. Lipoide
5. Glykogen

○ A   1 + 3

○ B   1 + 5

○ C   2 + 4 + 5

○ D   alle

1.28 Welche Aussage trifft zu?

1. Der Kern enthält ein Gerüst von Lipoiden.
2. Der Kern enthält ein Gerüst von Eiweißkörpern.
3. Die Mitochondrien enthalten DNS.
4. Der Kern enthält Chromatin, welches die Grundsubstanz der Chromosomen bildet.

○ A   1 + 3

○ B   3 + 4

○ C   2 + 3

○ D   2 + 4

1.29 Myofibrillen gehören zum:

○ A   Nervengewebe

○ B   Bauchfettzelle

○ C   Knochengewebe

○ D   Muskelgewebe

○ E   keines der aufgeführten Gewebe

1.30 Was bildet das Grundgerüst der lymphatischen Organe (Milz, Tonsillen, Lymphknoten usw.)?

○ A   Straffes Bindegewebe

○ B   interstitielles (lockeres) Bindegewebe

○ C   retikuläres Bindegewebe

○ D   elastisches Bindegewebe

2 Skelett und Muskulatur

2.1 Gehör und Gleichgewichtsorgan befinden sich im:

○ A Os sphenoidale (Keilbeinkörper)

○ B Processus mastoideus (Warzenfortsatz)

○ C Pars petrosa ossis temporalis (Felsenbein des Schläfenbeins)

○ D Os occipitale (Hinterhauptsbein)

○ E Os frontale (Stirnbein)

2.2 Ordnen Sie die Begriffe der beiden Listen einander zu. Kreuzen Sie die richtige Kombination an.

Liste 1
A) Oberes Sprunggelenk
B) Handgelenk
C) Schultergelenk

Liste 2
1. 3achsig
2. 1achsig
3. 2achsig

○ A A1, B2, C3

○ B A2, B1, C3

○ C A2, B3, C1

○ D A3, B1, C2

○ E A1, B3, C2

2.3 Die Wachstumszone eines Röhrenknochens heißt:

○ A Epiphyse

○ B Diaphyse

○ C Epiphysenfuge

○ D Diaphysenfuge

○ E Markhöhle

2.4 Zu den Fußwurzelknochen gehört das:

○ A Sesambein

○ B Os cuboideum (Würfelbein)

○ C Os triquetrum (Dreiecksbein)

○ D Os trapezium (Vieleckbein)

○ E Os lunatum (Mondbein)

2.5 Was ist eine Lordose? Krümmung der Wirbelsäule nach:

○ A links

○ B rechts

○ C ventral

○ D dorsal

2.6 Zu den proximalen Handwurzelknochen gehört:

○ A   Os capitatum (Kopfbein)

○ B   Os hamatum (Hakenbein)

○ C   Os cuboideum (Würfelbein)

○ D   Os triquetrum (Dreiecksbein)

○ E   Os trapezium (Vielecksbein)

2.7 Was sind Osteoblasten?

○ A   Glatte Muskelzellen

○ B   Knochenbildungszellen

○ C   Anteile des Periosts

○ D   Knochenfreßzellen

○ E   Knorpelbildungszellen

2.8 Was charakterisiert die gesunde Wirbelsäule?

○ A   Halslordose

○ B   Lendenskoliose

○ C   Brustlordose

○ D   7 echte, 3 falsche, 2 freie Wirbel

○ E   Lendenkyphose

2.9 Das obere Sprunggelenk wird gebildet von:

○ A   Schienbein, Wadenbein, Kahnbein
○ B   Wadenbein, Sprungbein
○ C   Schienbein, Wadenbein, Sprungbein
○ D   Sprungbein, Fersenbein
○ E   Wadenbein, Sprungbein, Fersenbein

2.10 Welcher Knochen enthält kein rotes (blutbildendes) Knochenmark?

○ A   Os ilium (Darmbein)
○ B   Sternum (Brustbein)
○ C   Wirbelkörper
○ D   Tibia (Schienbein)
○ E   Skapula (Schulterblatt)

2.11 Ordnen Sie die Begriffe der beiden Listen einander zu. Kreuzen Sie die richtige Kombinationsaussage an.

Liste 1
A) Scheitelbein
B) Keilbein
C) Jochbein

Liste 2
1. Schädelbasis
2. Gesichtsschädel
3. Schädelkalotte

○ A   A1, B2, C3
○ B   B1, A2, C3
○ C   A3, B1, C2
○ D   C1, B2, A3

2.12 Ordnen Sie die Begriffe der beiden Listen einander zu. Kreuzen Sie die richtige Kombinationsaussage an.

Liste 1
A) Sattelgelenk
B) Scharniergelenk
C) Kugelgelenk

Liste 2
1. Hüftgelenk
2. Daumengrundgelenk
3. Kniegelenk

○ A   C1, B2, A3

○ B   A1, C2, B3

○ C   A2, B3, C1

○ D   B1, A2, C3

2.13 In welchem Ohrabschnitt befinden sich die Hörknöchelchen (Hammer, Amboß, Steigbügel)?

○ A   Innenohr

○ B   Labyrinth

○ C   Paukenhöhle

○ D   Eustachi-Röhre (Tuba auditiva)

○ E   Gehörgang

2.14 Was ist die Epiphyse des Knochens?

○ A   Knochenverbindung

○ B   Sehnenansatz

○ C   Kopfnaht

○ D   Zone des Längenwachstums

○ E   Zone des Dickenwachstums

2.15 Der kleine Rollhügel (Trochanter minor) befindet sich am:

○ A Sprungbein

○ B Sitzbein (Os ischii)

○ C Femur

○ D Humerus

○ E Unterkiefer (Mandibula)

2.16 Wozu gehört das Mondbein (Os lunatum)?

○ A Fußwurzelknochen

○ B Wirbelsäule

○ C Beckengürtel

○ D Handwurzelknochen

○ E Mittelhandknochen

2.17 Zu den Fußwurzelknochen gehört das:

○ A Sesambein

○ B Würfelbein (Os cuboideum)

○ C Dreiecksbein (Os triquetrum)

○ D Vieleckbein (Os trapezium)

○ E Mondbein (Os lunatum)

2.18 Zu den platten Knochen gehört/gehören:

○ A   Handwurzelknochen
○ B   Hirnschädelknochen
○ C   Wirbel
○ D   Speiche (Radius)
○ E   Schienbein (Tibia)

2.19 Bestandteile echter Gelenke sind:

1. Gelenkspalt
2. hyaliner Knorpelüberzug der Gelenkflächen
3. Gelenkkapsel
4. Gelenkbänder

○ A   1 + 3 + 4
○ B   1 + 2 + 4
○ C   1 + 2
○ D   3 + 4
○ E   Alle Antworten sind richtig.

2.20 Wie wird die schwammartige Gerüststruktur im Knocheninnern genannt?

○ A   Kompakta
○ B   Lamellen
○ C   Spongiosa
○ D   Periost
○ E   Endost

2.21 Bezeichnen Sie die gekennzeichneten anatomischen Strukturen. Die Aufgabe gilt als vollständig gelöst, wenn alle Strukturen richtig benannt sind, als teilweise gelöst, wenn mindestens drei Strukturen richtig benannt sind.

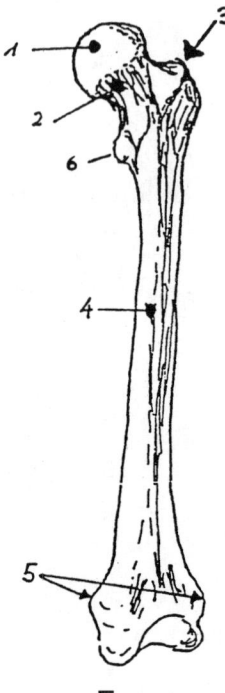

Femur

1.
2.
3.
4.
5.
6.

2.22 Bezeichnen Sie die gekennzeichneten anatomischen Strukturen. Die Aufgabe gilt als vollständig gelöst, wenn alle Strukturen richtig benannt sind, als teilweise gelöst, wenn mindestens drei Strukturen richtig benannt sind.

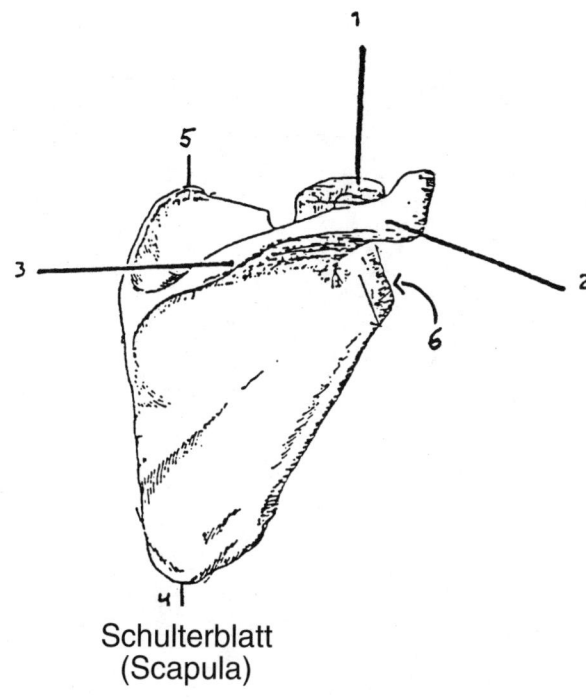

Schulterblatt
(Scapula)

1.
2.
3.
4.
5.
6.

2.23 Bezeichnen Sie die gekennzeichneten anatomischen Strukturen. Die Aufgabe gilt als vollständig gelöst, wenn alle Strukturen richtig benannt sind, als teilweise gelöst, wenn mindestens drei Strukturen richtig benannt sind.

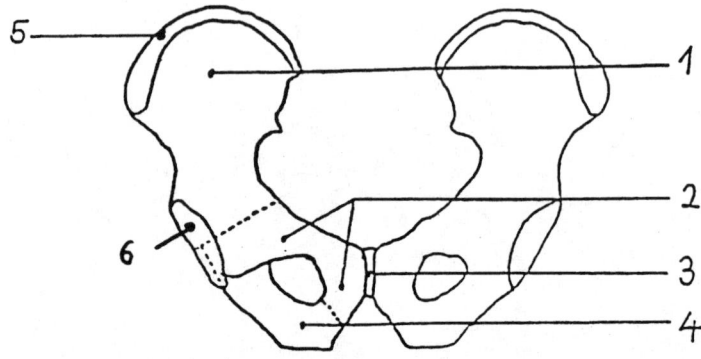

1. _____
2. _____
3. _____
4. _____
5. _____
6. _____

2.24 Bezeichnen Sie die gekennzeichneten anatomischen Strukturen. Die Aufgabe gilt als vollständig gelöst, wenn alle Strukturen richtig benannt sind, als teilweise gelöst, wenn mindestens drei Strukturen richtig benannt sind.

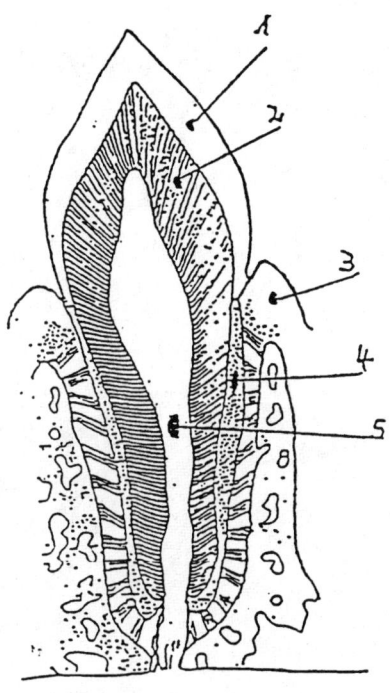

1.
2.
3.
4.
5.

2.25 Bezeichnen Sie die gekennzeichneten anatomischen Strukturen. Die Aufgabe gilt als vollständig gelöst, wenn alle Strukturen richtig benannt sind, als teilweise gelöst, wenn mindestens drei Strukturen richtig benannt sind.

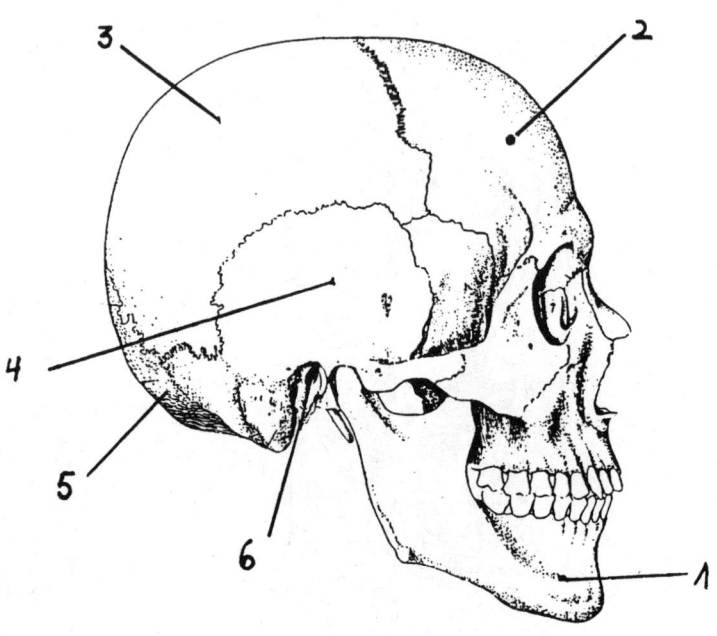

1.
2.
3.
4.
5.
6.

2.26 Bezeichnen Sie die gekennzeichneten anatomischen Strukturen. Die Aufgabe gilt als vollständig gelöst, wenn alle Strukturen richtig benannt sind, als teilweise gelöst, wenn mindestens drei Strukturen richtig benannt sind.

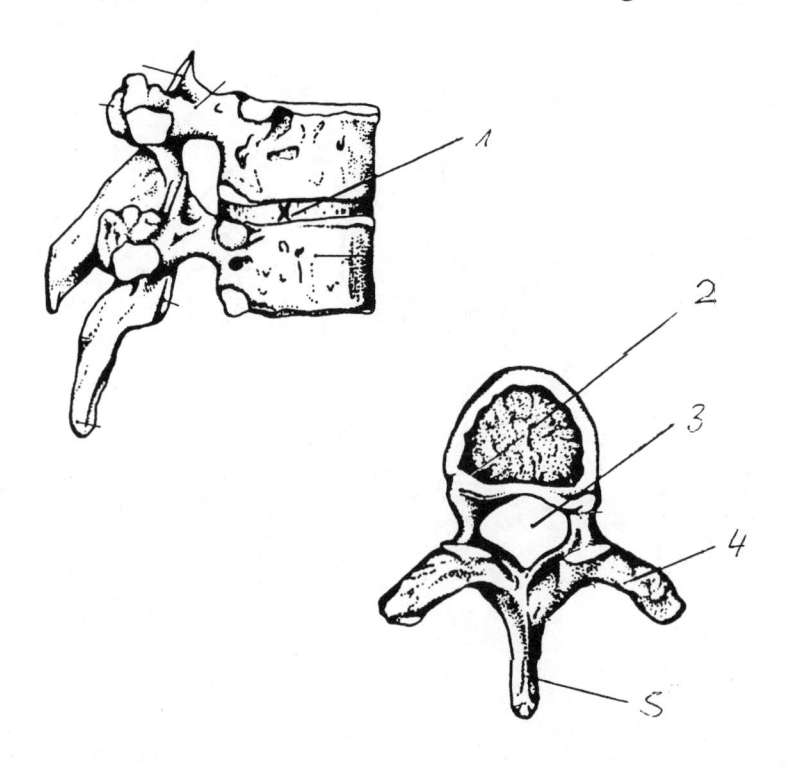

1. _____
2. _____
3. _____
4. _____
5. _____

2.27 Bezeichnen Sie die gekennzeichneten anatomischen Strukturen. Die Aufgabe gilt als vollständig gelöst, wenn alle Strukturen richtig benannt sind, als teilweise gelöst, wenn mindestens drei Strukturen richtig benannt sind.

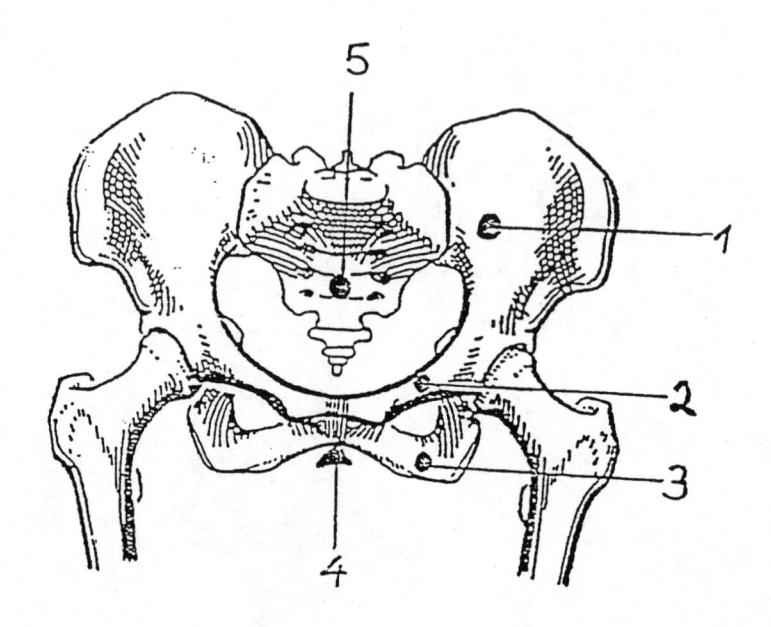

1. _____
2. _____
3. _____
4. _____
5. _____

2.28 Bezeichnen Sie die gekennzeichneten anatomischen Strukturen. Die Aufgabe gilt als vollständig gelöst, wenn alle Strukturen richtig benannt sind, als teilweise gelöst, wenn mindestens drei Strukturen richtig benannt sind.

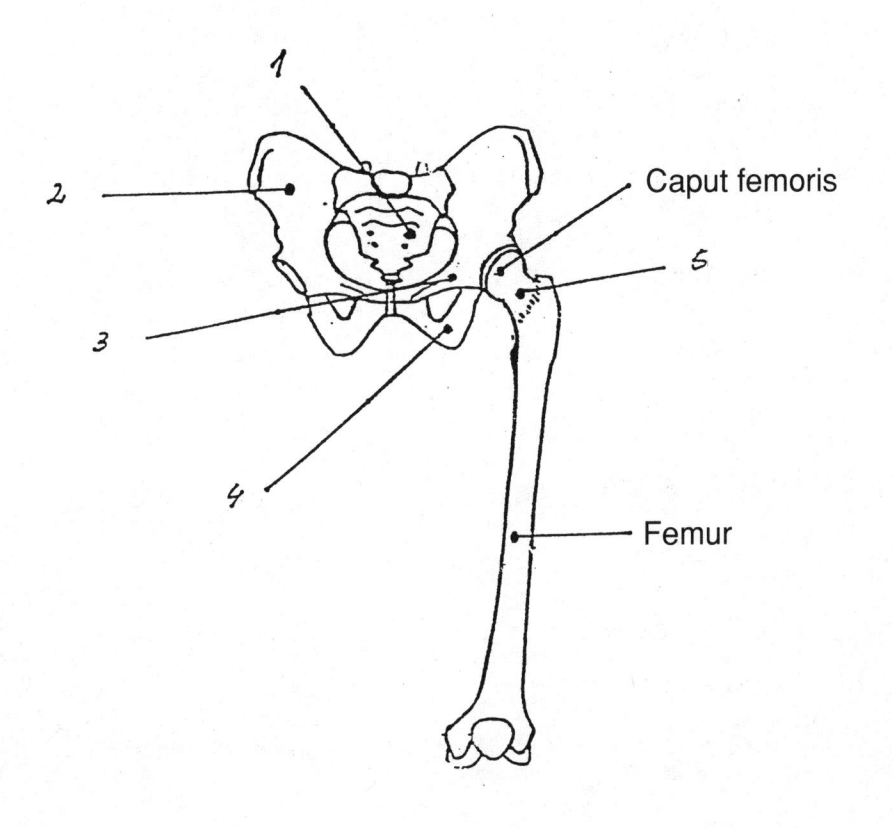

1. _____
2. _____
3. _____
4. _____
5. _____

2.29 Das »ovale Loch« (Foramen ovale) der Schädelbasis ist Durchtritt für:

○ A   Augenhöhlennerv   (N. ophthalmicus)

○ B   Oberkiefernerv   (N. maxillaris)

○ C   Unterkiefernerv   (N. mandibularis)

○ D   mittlere Hirnhauptschlagader (A. meningea media)

2.30 Scharniergelenke im Organismus sind:

1. Fingergrundgelenke
2. Daumengrundgelenke
3. oberes Sprunggelenk
4. Kniegelenk
5. Handgelenk

○ A   1 + 2 + 3

○ B   1 + 4

○ C   3 + 4 + 5

○ D   1 + 3

○ E   2 + 3 + 4

2.31 Ordnen Sie sinngemäß zu (s. auch **2.12**):

Liste 1
A) Kniegelenk
B) Hüftgelenk
C) Atlantoaxialgelenk
 (Gelenk zwischen dem 1. und 2. Halswirbel

Liste 2
1. Scharniergelenk
2. Kugelgelenk
3. Drehgelenk

○ A   A1, B3, C2

○ B   A1, B2, C3

○ C   A2, B1, C3

○ D   A3, B2, C1

2.32 Der Ursprung des Hüft-Lenden-Muskels (M. iliopsoas) liegt am:

1. Steißbein   (Os coccygis)
2. Sitzbein   (Os ischii)
3. Lendenwirbelsäule (Vertebrae lumbales)
4. Darmbein   (Os ilium)

○ A   1 + 2

○ B   1 + 3

○ C   3 + 4

○ D   2 + 4

2.33 Bezeichnen Sie die gekennzeichneten anatomischen Strukturen. Die Aufgabe gilt als vollständig gelöst, wenn alle Strukturen richtig benannt sind, als teilweise gelöst, wenn mindestens drei Strukturen richtig benannt sind.

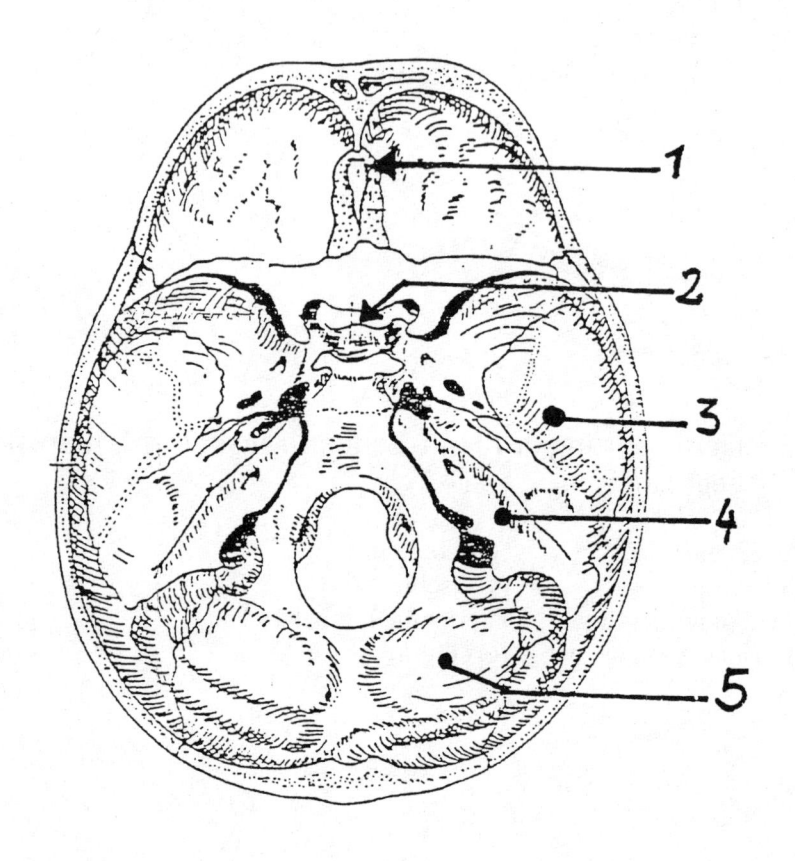

1. _____
2. _____
3. _____
4. _____
5. _____

2.34 Bestandteile der Zahnpulpa sind:

1. Knochen
2. Knorpel
3. Bindegewebe
4. Nerven
5. Alveolen

○ A   1 + 2

○ B   3 + 5

○ C   3 + 4

○ D   4 + 2

○ E   3 + 4

2.35 Das unterscheidet glatte Muskulatur von quergestreifter:

1. Glatte Muskulatur ist sehr gut innerviert.
2. Glatte Muskulatur zeigt lichtmikroskopisch keine Querstreifung.
3. Die Zellkerne der glatten Muskulatur liegen peripher.
4. Die Tätigkeit der glatten Muskulatur ist vom Willen abhängig.

○ A   2

○ B   1 + 2

○ C   1 + 3

○ D   1 + 2 + 4

○ E   alle

2.36 Der wichtigste Antagonist des großen Gesäßmuskels ist der:

- ○ A   Zweiköpfige Oberschenkelmuskel
- ○ B   vierköpfige Oberschenkelmuskel
- ○ C   Hüft-Lenden-Muskel
- ○ D   gerade Bauchmuskel

2.37 Welcher Muskel kann gleichzeitig Knie- und Hüftgelenk beugen?

- ○ A   Vierköpfiger Oberschenkelmuskel
- ○ B   großer Gesäßmuskel
- ○ C   Hüft-Lenden-Muskel
- ○ D   Schneidermuskel
- ○ E   großer Oberschenkelanzieher

2.38 Welche Muskeln gehören zum Bauch?

1. M. obliquus externus abdominis
2. M. transversus abdominis
3. M. pyramidales
4. M. cremaster
5. M. psoas

- ○ A   1 + 2 + 3 + 4
- ○ B   1 + 2 + 3 + 5
- ○ C   3 + 4 + 5
- ○ D   2 + 3 + 5
- ○ E   alle

2.39 An der Bildung des Beckengürtels sind beteiligt:

1. Darmbein
2. Os pubis
3. Sitzbein
4. Felsenbein
5. Sesambein

○ A 1 + 3 + 5

○ B 1 + 2 + 3 + 5

○ C 1 + 3 + 4

○ D 1 + 2 + 3

2.40 Was trifft für das Schläfenbein zu?

1. Es bildet im wesentlichen die hintere Schädelgrube.
2. Es ist nur am Bau der Schädelbasis beteiligt.
3. Es beherbergt im Felsenbein das Innenohr.
4. Es besitzt einen Griff- und einen Warzenfortsatz.
5. Es verfügt über einen Haken- und Jochbeinfortsatz.
6. Es beherbergt im Paukenteil das Innenohr.

○ A 3 + 5

○ B 1 + 3 + 4

○ C 3 + 4

○ D 2 + 3 + 4

○ E 4 + 5 + 6

2.41 Bezeichnen Sie die gekennzeichneten anatomischen Strukturen. Die Aufgabe gilt als vollständig gelöst, wenn alle Strukturen richtig benannt sind, als teilweise gelöst, wenn mindestens drei Strukturen richtig benannt sind.

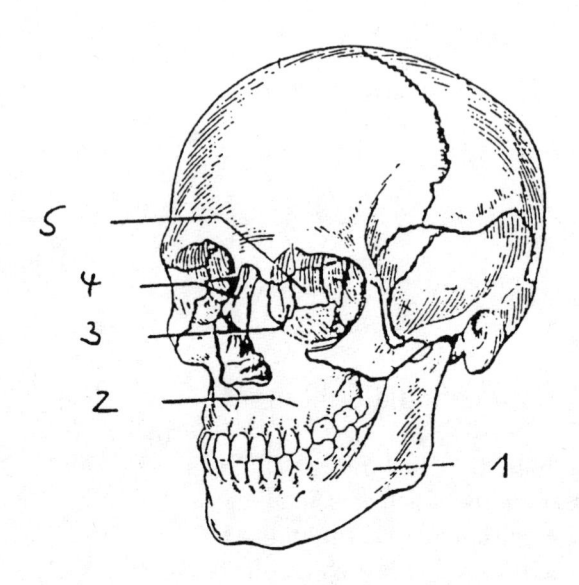

1.
2.
3.
4.
5.

38

3 Herz, Lungen und Kreislauf

3.1 Der erste große Gefäßstamm, der von der Bauchaorta abgeht, heißt:

○ A   A. subclavia

○ B   Truncus coeliacus

○ C   A. mesenterica inferior

○ D   A. mesenterica superior

○ E   A. renalis

3.2 Der Gasaustausch in der Lunge erfolgt über:

○ A   Osmose

○ B   Diffusion

○ C   Endozytose

○ D   Exozytose

○ E   Keine der Aussagen trifft zu.

3.3 Sauerstoffreiches Blut führen die:

1. A. pulmonalis
2. V. pulmonalis
3. V. cava superior
4. V. jugularis interna
5. Aorta abdominalis

○ A   1 + 3

○ B   2 + 5

○ C   1 + 4

○ D   2 + 3

3.4 Wodurch wird der Blutdruck beeinflußt?

1. Kontraktionskraft des Herzens
2. Herzfrequenz
3. Blutvolumen
4. Wandspannung der kleinen Gefäße
5. Elastizität der Aortenwand

○ A   1 + 2 + 4 + 5

○ B   1 + 3 + 5

○ C   2 + 3 + 4 + 5

○ D   1 + 3 + 4 + 5

○ E   von allen

3.5 Ordnen Sie den Begriffen der Liste 1 den entsprechenden Begriff der Liste 2 zu. Kreuzen Sie die richtige Kombinationsaussage an.

Liste 1
A) Systole
B) Diastole
C) Extrasystole

Liste 2
1. Erschlaffung des Herzens
2. Reizleitungsstörung am Herzen
3. Kontraktion des Herzens

○ A A2, B1, C3

○ B A1, B2, C3

○ C A3, B1, C2

○ D A3, B2, C1

3.6 An welchen Stellen der großen Gefäße bzw. des Herzens befinden sich Klappen? Zwischen:

1. Lungenvene und rechter Kammer
2. Aorta und linker Kammer
3. linkem Vorhof und o./u. Hohlvene
4. rechtem Vorhof und o./u. Hohlvene
5. rechter Kammer und rechtem Vorhof

○ A 1 + 5

○ B 2 + 4

○ C 2 + 3

○ D 2 + 5

○ E 1 + 4

3.7 Die Arteria brachialis:

1. ist die Fortsetzung der A. axillaris
2. geht über in die A. ulnaris und A. radialis
3. ist ein Ast der inneren Kopfschlagader
4. enthält in ihrer Gefäßwand Nervenendigungen des V. Hirnnerven
5. erstreckt sich vom oberen Mediastinum bis zur unteren Lendenwirbelsäule

○ A   1 + 3 + 4

○ B   2 + 5

○ C   4 + 5

○ D   1 + 2

3.8 Die Vena portae:

○ A   versorgt die Leber mit Sauerstoff

○ B   führt der Leber Nährstoffe zum Umbau zu körpereigenen Substanzen zu

○ C   ist die Lebervene

○ D   versorgt die Leber mit Nährstoffen für den eigenen Stoffwechsel

3.9 Venen:

○ A   beinhalten den größten Teil des Blutvolumens

○ B   leiten das Blut vom Herzen in die Peripherie

○ C   haben eine stark ausgeprägte Tunica muscularis

○ D   werden so bezeichnet, weil sie CO_2-reiches Blut transportieren

3.10 Zum Kreislauf-Hochdruck-System rechnet man:

- A die linke Kammer bis zu den Arteriolen des großen Kreislaufs
- B die linke Herzkammer und Aorta
- C alle Arterien, sowohl des großen als auch des kleinen Kreislaufs
- D den linken Vorhof, die linke Kammer und Arterien des großen Kreislaufs

3.11 Herzanatomie: Was trifft zu?

- A Die Mitralklappe ist eine zweizipflige Segelklappe.
- B Die Aortenklappe ist eine dreizipflige Segelklappe.
- C Die Herzklappen sind Duplikaturen des Perikards.
- D Über die Aorta wird das venöse Blut in den kleinen Kreislauf gepumpt.

3.12 Der physiologische Ablauf der Erregungsleitung am Herzen, erkennbar an:

- A AV-Knoten / Sinusknoten / His-Bündel / Purkinje-Fasern
- B Sinusknoten / AV-Knoten / His-Bündel / Purkinje-Fasern
- C Sinusknoten / AV-Knoten / Purkinje-Fasern / His-Bündel
- D Purkinje-Fasern / AV-Knoten / His-Bündel / Sinusknoten

3.13 Eine EKG-Aufzeichnung zeigt:

1. Lokalisation von Herzinfarkten
2. Herzlage
3. Herzfrequenz
4. Pumpleistung des Herzens

○ A   1 + 2 + 3

○ B   2 + 3

○ C   1 + 3 + 4

○ D   2 + 4

○ E   Alle sind richtig.

3.14 Die Herztätigkeit wird gesteuert bzw. beeinflußt durch:

1. Reizbildungs- und Reizleitungssystem
2. Wärme und Kälte
3. Kalium
4. das vegetative Nervensystem
5. Glukokortikoide

○ A   1 + 2 + 3

○ B   1 + 2 + 3 + 4

○ C   Alle Aussagen sind richtig.

○ D   2 + 3 + 4 + 5

○ E   2 + 3 + 4

3.15 In den Lungenvenen befindet sich:

○ A »arterialisiertes« Blut

○ B venöses Blut

○ C beim Ungeborenen arterielles Blut

○ D Mischblut

3.16 Wo findet der Gasaustausch zwischen Blut und Gewebe statt? In:

○ A Arteriolen

○ B Venen

○ C Arterien

○ D Kapillaren

○ E Aorta

3.17 Das durchschnittliche Herzschlagvolumen des Erwachsenen in Ruhe beträgt:

○ A 50–80 ml

○ B 30–50 ml

○ C 100–130 ml

○ D ist in Ruhe nicht meßbar

3.18 Sauerstoffreiches Blut führen die:

1. A. pulmonalis
2. V. pulmonalis
3. V. cava inferior
4. V. jugularis interna
5. Aorta abdominalis

○ A   1 + 3

○ B   2 + 5

○ C   1 + 4

○ D   2 + 3

3.19 Arterien transportieren:

○ A   Blut vom Herzen weg

○ B O_2-reiches Blut

○ C   Blut zum Herzen hin

○ D O_2-armes Blut

3.20 Herz – welche Aussagen sind richtig?

1. Zwischen Vorhof und Kammer liegen die Segelklappen.
2. In den rechten Vorhof münden die obere und untere Hohlvene.
3. Rechter und linker Vorhof haben eine direkte Verbindung.
4. Im fetalen Blutkreislauf strömt das Blut vom rechten Vorhof durch das Foramen ovale in den linken Vorhof.

○ A   1 + 2 + 3

○ B   2 + 3

○ C   1 + 2 + 4

○ D   2 + 4

○ E   Alle sind richtig.

3.21 Ordnen Sie die Begriffe der beiden Listen einander zu. Kreuzen Sie die richtige Kombinationsaussage an.

Liste 1
A) Mitralklappe
B) AV-Knoten
C) Pulmonalklappe
D) Myokard

Liste 2
1. läßt O_2-armes Blut Richtung Lunge passieren
2. verhindert den Blutrückfluß ins Atrium
3. wird durch Nervenreize zur Arbeit angeregt
4. erbringt sekundäre Erregungsbildung

○ A   A2, B4, C1, D3

○ B   B1, C2, D3, A4

○ C   D1, A2, B3, C4

○ D   C1, D2, A3, B4

3.22 Was ist falsch? Mit Hilfe des EKGs kann bestimmt werden:

○ A   Kontraktionskraft des Herzens

○ B   Beginn der Ventrikelkontraktion

○ C   Herzfrequenz

○ D   Lage des Herzens im Thorax

3.23 Normalerweise tritt »turbulente Strömung« auf in:

○ A   Aorta ascendens

○ B   A. femoralis

○ C   V. cava inferior

○ D   Lungenvenen

○ E   Arteriolen

3.24 Wie viele große Arterienstämme für die obere Körperhälfte umfaßt der Aortenbogen?

○ A   1

○ B   2

○ C   3

○ D   4

○ E   5

3.25 Zum sogenannten Herzskelett zählt man:

○ A   Endokard

○ B   Myokard

○ C   Perikard

○ D   bindegewebige Faserringe

3.26 Aus der A. carotis interna geht ein stärkerer, nicht für das Gehirn bestimmter Ast hervor. Welcher?

○ A   A. ophthalmica

○ B   A. facialis

○ C   A. lingualis

○ D   A. thyroidea

○ E   A. basilaris

3.27 Gefäße – welche Aussagen treffen zu?
1. Die A. pulmonalis entspringt dem linken Ventrikel.
2. Die A. pulmonalis entspringt dem rechten Ventrikel.
3. Die Aorta entspringt dem rechten Ventrikel.
4. Die Koronarvenen münden in den rechten Vorhof.

○ A   1 + 2 + 3

○ B   2 + 3

○ C   1 + 4

○ D   2 + 4

○ E   Alle Antworten sind richtig.

3.28 Die Mitralklappe:

1. liegt zwischen linkem Vorhof und linker Kammer
2. liegt zwischen rechtem Vorhof und rechter Kammer
3. ist eine Taschenklappe
4. verhindert einen Rückstrom des Bluts aus dem linken Ventrikel in den linken Vorhof während der Systole
5. ist eine dreizipflige Segelklappe

○ A   2 + 5

○ B   3 + 5

○ C   1 + 4

○ D   2 + 3

○ E   Alle Behauptungen sind falsch.

3.29 Venöses Blut wird in der Pfortader gesammelt aus:

1. Uterus
2. Darm
3. Magen
4. Leber
5. Pankreas
6. Milz

○ A   1 + 2 + 3 + 4

○ B   2 + 3 + 4 + 6

○ C   2 + 3 + 5 + 6

○ D   3 + 4 + 5 + 6

3.30 Der Ductus Botalli:

1. ist eine Verbindung zwischen Aorta und Lungenarterie
2. verödet nach der Geburt
3. ist ein Bestandteil des Embryonalkreislaufs
4. transportiert O_2-reiches Blut von der Plazenta zur Nabelvene
5. verhindert eine zu starke Durchblutung der Lunge des ungeborenen Kindes

○ A   1 + 2 + 3

○ B   1 + 5

○ C   2 + 3 + 4

○ D   1 + 2 + 3 + 5

○ E   Nur 1 ist richtig.

3.31 Gefäße – wählen Sie die richtige Aussagekombination:

1. Die Media herznaher Arterien ist reicher an Muskulatur als die der herzfernen Arterien.
2. Venenklappen dienen dem Blutrückstrom zum Herzen und befinden sich in allen Venen des Körpers.
3. Die Windkesselfunktion der Aorta dient dem gleichmäßigen Blutstrom.

○ A   Nur 1 ist richtig.

○ B   Nur 2 ist richtig.

○ C   Nur 3 ist richtig.

○ D   Nur 1 und 3 sind richtig.

○ E   Alle Aussagen sind richtig.

3.32 Erregungsleitungssystem – was ist falsch?

○ A Der Sinusknoten ist beim Gesunden der normale Herzschrittmacher.

○ B Der Sinusknoten liegt im linken Ventrikel.

○ C Der AV-Knoten setzt sich in das His-Bündel fort.

○ D Das His-Bündel verzweigt sich in der Kammerscheidewand.

○ E Die Ausläufer des His-Bündels gehen in das Arbeitsmyokard über.

3.33 Herzkranzgefäße – was trifft zu?

1. Die Herzkranzgefäße sind die ersten Gefäße, die der Aorta entspringen.
2. Die linke Koronararterie teilt sich in zwei Äste auf.
3. Die rechte Koronararterie teilt sich in zwei Äste auf.
4. Das Myokard erhält während der Systole vermindert, während der Diastole vermehrt Blut.
5. Durch Verschluß der Herzkranzgefäße treten besonders häufig Herzinfarkte auf.

○ A 1 + 2 + 3

○ B 1 + 3 + 5

○ C 1 + 2 + 3 + 4

○ D 1 + 3 + 4 + 5

○ E Alle Antworten sind richtig.

3.34 Welchem Transportmechanismus unterliegt der Gasaustausch in der Lunge?

○ A   Osmose

○ B   Diffusion

○ C   Endozytose

○ D   Exozytose

○ E   Keine Antwort trifft zu.

3.35 Am histologischen Aufbau der Lunge sind beteiligt:

1. elastische Fasern
2. glatte Muskelfasern
3. kubische Epithelzellen
4. platte Epithelzellen

○ A   1 + 2

○ B   3 + 4

○ C   2 + 3

○ D   1 + 4

○ E   Alle Antworten sind richtig.

3.36 Beide Lungenflügel:

1. sind durch den sogenannten Mittelfellraum voneinander getrennt
2. sind in Lappen unterteilt: die linke Lunge besteht aus drei Lappen, und die rechte Lunge aus zwei Lappen
3. bestehen hauptsächlich aus einem Gewebe, das von den Lungenbläschen oder Alveolen gebildet wird
4. bestehen hauptsächlich aus Deck- und Muskelgewebe

○ A   1 + 2 + 3

○ B   1 + 2

○ C   1 + 3

○ D   2 + 3

○ E   Alle Antworten sind richtig.

3.37 Welche Aussagen zur Pleura sind richtig?

1. Die Lunge ist von der Pleura parietalis umgeben.
2. Zwischen Pleura parietalis und visceralis besteht ein mit seröser Flüssigkeit gefüllter kapilarer Spalt.
3. Die Pleurablätter sind gegeneinander verschieblich.
4. Die Pleura visceralis kleidet die innere Oberfläche des Thorax aus.

○ A   1 + 2 + 3

○ B   2 + 3

○ C   1 + 3 + 4

○ D   2 + 4

○ E   Alle Antworten sind richtig.

3.38 Um am Herzen eine gleichzeitige Systole der Arterien und Ventrikel zu verhindern, müssen:

1. laufend Informationen über Nervenbahnen zum Gehirn geleitet werden
2. Vor- und Hauptkammern durch Bindegewebe voneinander getrennt sein
3. eine Verzögerung der Erregungsleitung stattfinden

○ A 1 + 2

○ B 1 + 2 + 3

○ C 2 + 3

○ D Keine Antwort ist richtig.

○ E Alle Antworten sind richtig.

3.39 Wo findet sich im Körper am meisten Wasser? Im:

○ A Interzellularraum

○ B Intrazellularraum

○ C Intravasalraum

○ D intermedullären System

3.40 Herz – kreuzen Sie die richtige Kombinationsaussage an:

1. Es ist ein muskulöses Hohlorgan.
2. Während der Anspannungsphase der Kammern sind alle Herzklappen geöffnet.
3. Während der Anspannungsphase der Kammern sind alle Herzklappen geschlossen.
4. Das bindegewebige Herzskelett wirkt auch als elektrische Isolation zwischen Vorhöfen und Kammern.
5. Die Mitralklappe trennt den rechten Vorhof von der rechten Kammer.
6. Während der Systole der Vorhöfe sind die Taschenklappen geöffnet.

○ A   1 + 4 + 6

○ B   1 + 5 + 6

○ C   1 + 3 + 5

○ D   1 + 4 + 5 + 6

○ E   1 + 3 + 6

3.41 Kurzschlußverbindungen des fetalen Kreislaufes:

1. Foramen ovale
2. Foramen intervertebrale
3. Ductus arteriosus (Ductus Botalli)
4. Ductus venosus (Ductus Arantii)

○ A   1 + 3 + 4

○ B   1 + 2 + 3

○ C   2 + 3 + 4

○ D   Alle sind richtig.

3.42 Blut – welche Aussagen treffen zu?

1. Zur Aufrechterhaltung des Blutdrucks halten sich 85% des Blutvolumens ständig in arteriellen Stromgebieten auf.
2. Das Gesamtvolumen ist 15% größer als das Fassungsvermögen des Blutgefäßsystems, so daß sich dieser Anteil ständig in Blutdepots aufhalten muß.
3. Das Schlagvolumen von rechtem und linkem Ventrikel ist gleich groß.
4. Die Durchblutung der Darmschleimhaut steigt während der Verdauungstätigkeit an.
5. Das Gesamtvolumen des Blutes beträgt beim Menschen ca. 5 Liter.

○ A 1 + 2 + 3 + 4

○ B 3 + 4 + 5

○ C 1 + 3 + 5

○ D 2 + 3 + 4 + 5

○ E Alle Aussagen sind richtig.

3.43 Welches Epithel kommt in der Trachea vor?

○ A Mehrschichtig unverhorntes Plattenepithel

○ B Übergangsepithel

○ C Zylinderepithel mit Bürstensaum

○ D Flimmerepithel

○ E einschichtiges Plattenepithel

3.44 Wodurch wird beim Feten der Pfortaderkreislauf kurzgeschlossen?

○ A   Foramen ovale

○ B   Nabelvene

○ C   Ductus venosus

○ D   Ductus arteriosus

3.45 Die Bronchioli:

○ A   stellen das Aufteilungsgebiet eines Lungenläppchens dar

○ B   gehen aus den kleinen Bronchien hervor und sind knorpelfrei

○ C   sind mit Knorpelplättchen versteift

○ D   sind die Atmungskammern der Lunge

○ E   ermöglichen durch Wanddiffusion die Aufnahme von Sauerstoff

3.46 Die Stimmbänder bestehen aus:

○ A   einschichtigem Zylinderepithel

○ B   mehrschichtigem Flimmerepithel

○ C   Fettgewebe

○ D   Bindegewebe

○ E   mehrschichtigem unverhorntem Plattenepithel

3.47 Was geschieht, wenn eine Verbindung von außen zum Pleuraspalt hergestellt wird?

○ A   Die Lunge wird überbläht.

○ B   Die Lunge kollabiert.

○ C   Es dringt Luft durch die Verletzungsstelle nach außen.

○ D   Es passiert nichts.

3.48 Bezeichnen Sie die gekennzeichneten anatomischen Strukturen. Die Aufgabe gilt als vollständig gelöst, wenn alle Strukturen richtig benannt sind, als teilweise gelöst, wenn mindestens drei Strukturen richtig benannt sind.

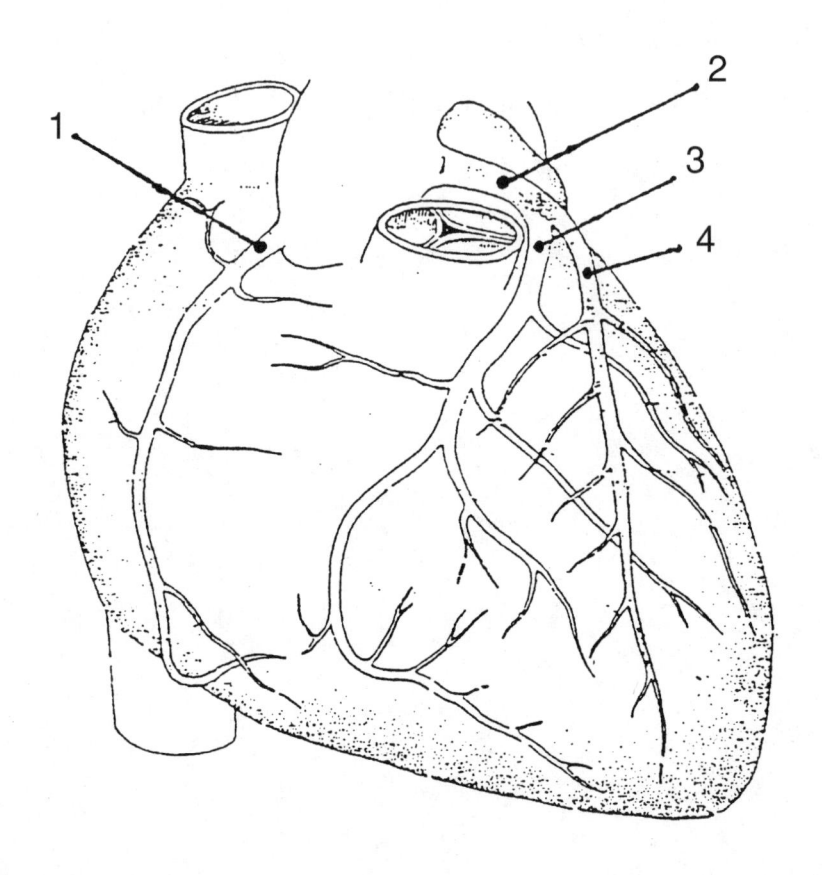

1. _____

2. _____

3. _____

4. _____

3.49 Bezeichnen Sie die gekennzeichneten anatomischen Strukturen. Die Aufgabe gilt als vollständig gelöst, wenn alle Strukturen richtig benannt sind, als teilweise gelöst, wenn mindestens drei Strukturen richtig benannt sind.

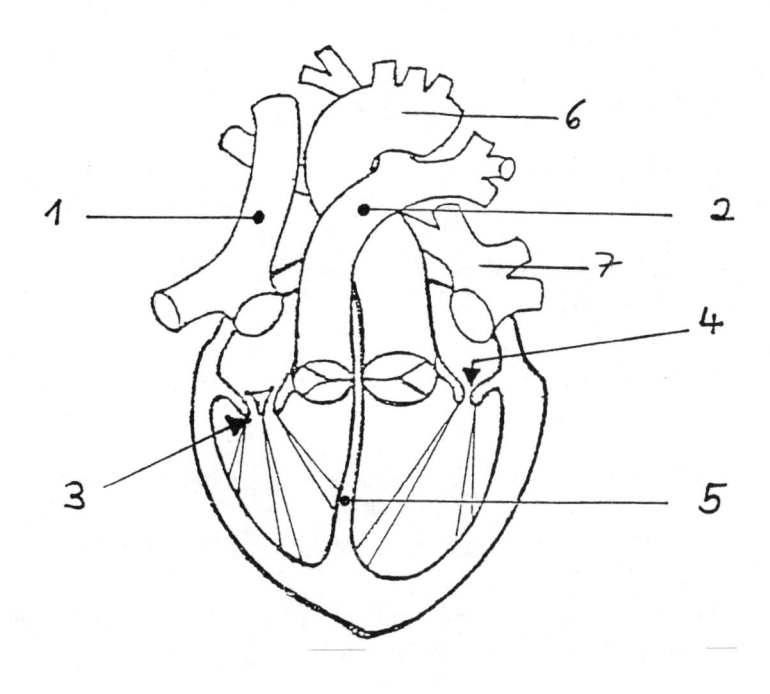

1. _____
2. _____
3. _____
4. _____
5. _____
6. _____
7. _____

3.50 Was wird bei dauernd erhöhtem Blutdruck im großen Kreislauf belastet?

○ A Lungenkapillaren

○ B rechtes Herz

○ C linkes Herz

○ D große venöse Gefäße

3.51 Welche Aussage über das Niederdrucksystem (alle Bereiche) trifft zu?

○ A Es enthält in allen seinen Abschnitten venöses, sauerstoffarmes Blut.

○ B Der Blutdruck ist in allen Abschnitten größer als 50 mm Hg.

○ C Es enthält etwa 5–6mal mehr Blut als das Hochdrucksystem.

○ D Die Volumen-Strom-Stärke (l/min) ist im Niederdrucksystem kleiner als im arteriellen System.

3.52 Ordnen Sie die Definitionen der beiden Listen einander zu. Kreuzen Sie die richtige Kombinationsaussage an.

Liste 1
A) Differenz zwischen systolischem und diastolischem Blutdruck
B) Druckminimum, das während der Erschlaffungs- und Auffüllungszeit des linken Ventrikels im arteriellen System entsteht
C) Druckmaximum, das während der Austreibungsphase des linken Ventrikels im arteriellen Blut entsteht

Liste 2
1. systolischer Blutdruck
2. diastolischer Blutdruck
3. Blutdruckamplitude

○ A C1, B2, A3

○ B A1, C2, B3

○ C B1, A2, C3

○ D C1, A2, B3

3.53 Der systolische Blutdruckwert:

1. ist in dem Augenblick hörbar, in dem der Manschettendruck höher als der Blutdruck ist
2. ist hörbar, wenn der Manschettendruck niedriger als der Blutdruck ist
3. ist in dem Augenblick hörbar, in dem eine erste Pulswelle unterhalb des Manschettendrucks erscheint
4. sollte nicht über 100 mm Hg liegen
5. sollte nicht unter 100 mm Hg liegen

○ A 1 + 4

○ B 2 + 5

○ C 3 + 5

○ D 3 + 4

3.54 Ordnen Sie die Begriffe der beiden Listen einander zu. Kreuzen Sie die richtige Kombinationsaussage an.

Liste 1
A) Rückbildung der elektrischen Erregung der Herzkammern
B) elektrische Erregung der Herzkammern
C) elektrische Erregung der einzelnen Herzmuskelzelle
D) Aufzeichnung der elektrischen Erregung des Herzens
E) elektrische Erregung der Herzvorhöfe

Liste 2
1. QRS-Komplex des EKG
2. EKG
3. P-Welle des EKG
4. T-Welle des EKG
5. Aktionspotential

○ A   A1, B2, C3, D4, E5

○ B   E1, D2, A3, B4, C5

○ C   D1, C2, B3, E4, A5

○ D   B1, A2, D3, C4, E5

○ E   B1, D2, E3, A4, C5

3.55 Das Volumen, das nach maximaler Inspiration ausgeatmet werden kann, nennt man:

○ A   Atemzugvolumen

○ B   Vitalkapazität

○ C   funktionelle Residualkapazität

○ D   Totalkapazität

3.56 Bezeichnen Sie die gekennzeichneten anatomischen Strukturen. Die Aufgabe gilt als vollständig gelöst, wenn alle Strukturen richtig benannt sind, als teilweise gelöst, wenn mindestens drei Strukturen richtig benannt sind.

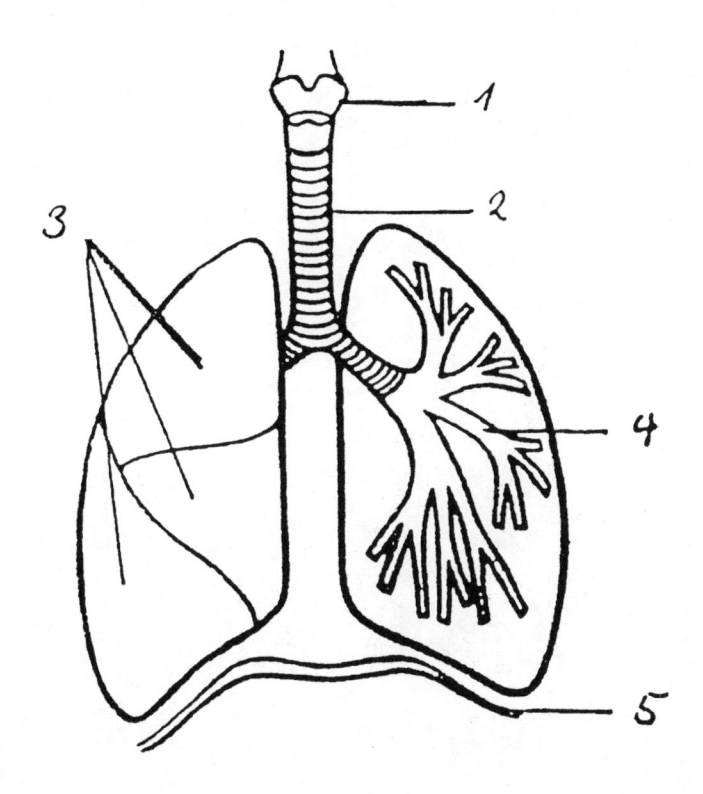

1. _____
2. _____
3. _____
4. _____
5. _____

4 Blut und Hormone

4.1 Das antidiuretische Hormon (ADH) steuert:

- ○ A Sekretion von Glukose in den Hauptstücken der Tubuli
- ○ B Bildung von Oxytozin im Hypophysenhinterlappen (HHL)
- ○ C fakultative Wasserrückresorption im distalen Tubulus
- ○ D Speicherung von Releasing-Faktoren im Hypothalamus
- ○ E Bildung von Adrenalin im Nebennierenmark

4.2 Als Abbauprodukt von Hämoglobin gilt:

- ○ A Gallensäure
- ○ B Bilirubin
- ○ C Urobilinogen
- ○ D Harnstoff
- ○ E Harnsäure

4.3 Für die Erythrozyten trifft zu:

- ○ A Anzahl 2,5–3 Mill. je ml Blut
- ○ B Abbau in der Leber und dem peripheren Blutstrom
- ○ C sind Träger der Blutgruppe, nicht des Rh-Faktors
- ○ D besitzen nur im roten Knochenmark einen Kern, im peripheren Blutstrom sind sie kernlos
- ○ E Lebensdauer beträgt ca. 1–2 Monate

4.4 Den Zerfall von Blutkörperchen unter Austritt von Hämoglobin nennt man:

○ A   Hämodialyse

○ B   Diastole

○ C   Hämaturie

○ D   Hämostase

○ E   Hämolyse

○ F   Hämolysine

4.5 Welche Hormone werden in der Nebennierenrinde gebildet?

○ A   Insulin

○ B   Adrenalin

○ C   Glukokortikoidsteroide

○ D   Glukagon

○ E   Parathormon

4.6 Welche Antworten zur Blutgerinnung sind richtig?

1. Gewebe- und Plasmafaktoren aktivieren die Bildung von Fibrin aus Fibrinogen.
2. Thrombin wandelt Fibrinogen zu Fibrin um.
3. Kalzium ist notwendig für die Umwandlung von Prothrombin zu Thrombin.
4. Fibrinogen ist Teil der Proteinfraktion des Blutplasmas.
5. Faktor V fehlt bei der Bluterkrankheit.

- A 2 + 4
- B 2 + 3 + 4
- C 1 + 5
- D 2 + 4 + 5
- E 1 + 3

4.7 So wirken Gonadotropine:

1. Follikelstimulierendes Hormon (FSH) beeinflußt das Wachstum des Ovars.
2. FSH stimuliert im Nebenhoden die Beweglichkeit der Spermien.
3. FSH beeinflußt im Ovar die Reifung der Follikel bis zum Tertiärfollikel.
4. Luteinisierendes Hormon (LH) spielt im Endstadium der Follikelreifung eine Rolle.
5. LH bewirkt den Aufbau der Uterusschleimhaut.
6. LH wird auch ICSH (Interstitialzellen-stimulierendes Hormon) genannt.

- A 1 + 3 + 4
- B 2 + 3 + 5
- C 3 + 4 + 6
- D 3 + 4 + 5
- E 2 + 4 + 6

4.8 Ordnen Sie die Begriffe der beiden Listen einander zu. Kreuzen Sie die richtige Kombinationsaussage an.

Liste 1
A) Schilddrüse
B) Nebennierenmark
C) Nebennierenrinde

Liste 2
1. Adrenalin
2. Kalzitonin
3. Kortisol

○ A   A1, C2, B3

○ B   B1, C2, A3

○ C   B1, A2, C3

○ D   C1, A2, B3

○ E   Keine Kombination ist richtig.

4.9 Ordnen Sie die Begriffe der beiden Listen einander zu. Kreuzen Sie die richtige Kombination an.

Liste 1
A) Granulozyten
B) Lymphozyten
C) Thrombozyten

Liste 2
1. Gerinnungsthrombozyten
2. unspezifische Infektabwehr
3. spezifische Infektabwehr

○ A   A2, B3, C1

○ B   A1, C2, B3

○ C   B1, C2, A3

○ D   B1, A2, C3

○ E   Keine Kombination ist richtig.

4.10 Ordnen Sie die Begriffe der beiden Listen einander zu. Kreuzen Sie die richtige Kombinationsaussage an.

Liste 1
A) Adrenalin
B) Progesteron
C) Insulin
D) Thyroxin

Liste 2
1. Pankreas
2. Nebenniere
3. Schilddrüse
4. Ovar

○ A A1, B3, C2, D4

○ B A2, B4, C3, D1

○ C A2, B4, C1, D3

○ D A4, B2, C3, D1

○ E Keine Kombination ist richtig.

4.11 Die Granulozyten:

1. können phagozytieren
2. besitzen amöboide Eigenbewegung
3. können aus Gefäßen ins Gewebe wandern
4. enthalten gerinnungsauslösende Faktoren

○ A Alle sind richtig.

○ B 1 + 2 + 3

○ C 2 + 4

○ D 1 + 3 + 4

○ E Keine Kombination ist richtig.

4.12 Welche Stoffe bezeichnet man als Gerinnungseiweiße?

1. Prothrombin
2. Thrombokinase
3. Vitamin K
4. Fibrinogen

○ A   1 + 2

○ B   2 + 3

○ C   3 + 4

○ D   2 + 4

○ E   1 + 4

4.13 Für die Blutgerinnung verantwortliche Faktoren sind:

1. Thrombozyten
2. Vasokonstriktion
3. Fibrinogen
4. Kalzium

○ A   1 + 3 + 4

○ B   1 + 2 + 3

○ C   1 + 3

○ D   Alle sind richtig.

○ E   Keine ist richtig.

4.14 In welchen Drüsen wird kein Hormon gebildet?

○ A   Nebennieren

○ B   Eierstöcken

○ C   Hoden

○ D   Vorsteherdrüse

○ E   Schilddrüse

4.15 Glukokortikoide

1. werden in der Nebenniere gebildet
2. fördern den Glykogenabbau
3. fördern den Proteinabbau
4. wirken blutdrucksteigernd
5. unterliegen in ihrer Ausschüttung dem adenokortikotropen Hormon

○ A   1 + 3 + 4 + 5

○ B   1 + 2 + 4

○ C   1 + 2 + 5

○ D   1 + 2

○ E   Alle Antworten sind richtig.

4.16 Ordnen Sie die Begriffe der Blutgerinnung einander zu. Kreuzen Sie die richtige Kombinationsaussage an.

Liste 1
A) Koagulationsphase
B) Fibrinolyse
C) Thrombinaktivierung
D) Retraktionsphase

Liste 2
1. Erste Phase der Blutgerinnung
2. Zweite Phase der Blutgerinnung
3. Dritte Phase der Blutgerinnung
4. Vierte Phase der Blutgerinnung

○ A   A1, B3, C2, D4

○ B   A1, B2, C4, D3

○ C   A2, B4, C1, D3

○ D   A4, B3, C2, D1

○ E   A3, B2, C1, D4

4.17 Ordnen Sie die Begriffe der Liste 1 den entsprechenden Begriffen der Liste 2 zu. Kreuzen Sie die richtige Kombinationsaussage an.

Liste 1
A) Hämoglobin
B) kernhaltig
C) Abwehrfunktion
D) Blutgerinnung
E) Phagozytose

Liste 2
1. Erythrozyten
2. Leukozyten
3. Lymphozyten
4. Thrombozyten
5. Monozyten

○ A   A1, B2, C5, D4, E3

○ B   A2, B4, C3, D5, E1

○ C   A1, B2, C3, D4, E5

○ D   A2, B3, C4, D1, E5

○ E   Keine Kombination ist richtig.

4.18 Im Serum eines Patienten mit der in 1–3 genannten Blutgruppe agglutinieren die Erythrozyten eines Spenders mit der Blutgruppe:

1. A
2. B
3. AB

○ A Alle Behauptungen sind richtig.

○ B 1 + 2

○ C 1 + 3

○ D 2 + 3

○ E Keine Aussage ist richtig.

4.19 Die Blutgruppe AB Rh-positiv weist folgende Eigenschaften von Serum und Blutkörperchen auf:

1. Blutkörpercheneigenschaft A
2. Blutkörpercheneigenschaft d
3. Blutkörpercheneigenschaft D
4. Serumeigenschaft Anti-A
5. Serumeigenschaft Anti-d

○ A 1 + 2 + 5

○ B 2 + 3 + 4

○ C 1 + 3 + 5

○ D 1 + 3

○ E 3 + 4

4.20 Wo werden die Erythrozyten gebildet? In:

○ A Rückenmark

○ B Gehirn

○ C rotem Knochenmark

○ D Zwischenzellräumen

○ E Leber

4.21 Welche Hormondrüsen werden von der Hypophyse gesteuert?

1. Schilddrüse
2. Nebennierenrinde
3. Nebenschilddrüse
4. Geschlechtsdrüsen
5. Langerhans-Inselzellen

○ A 1 + 3 + 4 + 5

○ B 1 + 2 + 4

○ C 1 + 3 + 5

○ D 3 + 4 + 5

○ E Alle Antworten sind richtig.

4.22 Ordnen Sie die Begriffe der beiden Listen einander zu. Kreuzen Sie die richtige Kombination an.

Liste 1
A) Erythrozyten
B) Retikulozyten
C) Thrombozyten

Liste 2
1. Megakaryozyten
2. rotes Knochenmark

○ A A1, B2, C1

○ B A2, B2, C1

○ C A1, B1, C2

4.23 Die glandotropen Hormone der Adenohypophyse beeinflussen:

1. Nebennierenmark
2. Nebennierenrinde
3. Schilddrüse
4. Nebenschilddrüse

○ A 1 + 3 + 4

○ B 2 + 3 + 4

○ C 2 + 3

○ D 3 + 4

○ E Alle Antworten sind richtig.

4.24 Als Folge des Aldosteronmangels können auftreten:

1. Verlust von Körperwasser
2. Hyponatriämie
3. Hypernatriämie
4. Hypokaliämie
5. Hyperkaliämie

○ A   1 + 2 + 5

○ B   2 + 4

○ C   3 + 4

○ D   1 + 3 + 5

○ E   2 + 5

4.25 Gegenspieler des Insulins sind:

1. Glukokortikoide
2. Interferon
3. Glukagon
4. Adiuretin (ADH)
5. Luteinisierungshormon (LH)

○ A   1 + 2

○ B   2 + 4

○ C   2 + 3 + 4

○ D   1 + 3

○ E   1 + 5

4.26 Die Blutgerinnung läuft in verschiedenen Stufen ab. Richtige Reihenfolge:

1. Gewebsverletzung
2. Umwandlung von Fibrinogen zu Fibrin
3. Thrombineinwirkung auf Fibrinogen
4. Freisetzung von Gewebsthromboplastin
5. Umwandlung von Prothrombin zu Thrombin

○ A   1 + 2 + 4 + 3 + 5

○ B   1 + 4 + 3 + 5 + 2

○ C   1 + 4 + 5 + 3 + 2

4.27 Wasser- und Elektrolythaushalt – was ist richtig?

1. Der Intrazellularraum enthält als Kation hauptsächlich Natrium.
2. Im Extrazellularraum findet man hauptsächlich Kalium als Kation.
3. Kochsalz garantiert hauptsächlich den osmotischen Druck im Extrazellularraum.
4. Für die Wasser-Elektrolyt-Regulation sind Hormone, wie z.B. das Aldosteron, verantwortlich.

○ A   1 + 2

○ B   2 + 4

○ C   3 + 4

○ D   1 + 4

○ E   1 + 3

4.28 Beim »inneren Gasaustausch« vollzieht sich:

1. Abgabe von Sauerstoff aus dem Blut der arteriellen Kapillaren an die Zellen
2. Aufnahme von Sauerstoff aus der Einatmungsluft durch die Lungenalveolen
3. Abgabe von Kohlendioxid aus den Zellen an das Blut der venösen Kapillaren
4. Abgabe von Kohlendioxid aus dem venösen Blut an die Ausatmungsluft

○ A   1 + 4

○ B   1 + 3

○ C   2 + 4

○ D   2 + 3

4.29 Der Gasaustausch zwischen der Alveolarwand und den Kapillaren erfolgt durch:

○ A   Osmose

○ B   Diffusion

○ C   Resorption

○ D   Filtration

○ E   Konvektion

4.30 Das leisten die Hormone der Nebenschilddrüse: Sie

1. fördern die Freisetzung von Kalzium aus dem Knochen
2. senken über bestimmte Mechanismen den Blutzucker
3. steigern die Phosphatausscheidung in der Niere
4. steigern die Kalziumaufnahme aus dem Darm
5. fördern den Fettaufbau

○ A 1 + 2 + 3

○ B 3 + 4 + 5

○ C 2 + 3 + 4

○ D 1 + 3 + 4

4.31 Welche der in Liste 1 genannten Wirkungen sind den in Liste 2 genannten Hormonen zuzuschreiben? Kreuzen Sie die richtige Kombinationsaussage an.

Liste 1
A) Steigerung der Jodaufnahme in der Schilddrüse
B) Steigerung der Glukokortikoidproduktion
C) Stimulierung der Östrogen- und Progesteronproduktion

Liste 2
1. glandotrope Hormone
2. die Thyreoidea stimulierenden Hormone (TSH)
3. adrenokortikotrope Hormone (ACTH)

○ A A1, C2, B3

○ B B1, C2, A3

○ C B1, A2, C3

○ D C1, A2, B3

4.32 Beim Erwachsenen werden die Erythrozyten gebildet in:

○ A   Leber

○ B   Lymphknoten

○ C   Milz

○ D   platten Knochen

○ E   Knochenmark der Röhrenknochen

4.33 Die häufigste Blutgruppe in Deutschland (alte Bundesländer) ist:

○ A   A rh-negativ

○ B   0 rh-negativ

○ C   AB Rh-positiv

○ D   B Rh-positiv

○ E   A Rh-positiv

4.34 Die Stammzellen der Thrombozyten heißen:

○ A   Plasmazellen

○ B   Histiozyten

○ C   Megakaryozyten

○ D   Megaloblasten

○ E   Retikulozyten

4.35 Der normale Blut-pH-Wert liegt zwischen:

○ A 7,4 und 7,1

○ B 7,07 und 7,01

○ C 7,34 und 7,40

○ D 7,37 und 7,43

○ E 7,40 und 7,46

4.36 Zeichen einer respiratorischen Azidose im arteriellen Blut:

1. pH-Wert über 7,4
2. pH-Wert unter 7,36
3. pCO_2 erhöht
4. pCO_2 erniedrigt

○ A 1 + 3

○ B 2 + 3

○ C 1 + 4

○ D 2 + 4

4.37 Hauptaufgabe der Gammaglobuline:

○ A Aufrechterhaltung des kolloidosmotischen Drucks

○ B Trägerfunktion für Medikamente

○ C Abwehrfunktion

○ D Trägerfunktion für Hormone

○ E Trägersubstanz für Bilirubin

4.38 Welche Zellart kommt normalerweise nicht im strömenden Blut vor?

○ A   Monozyten

○ B   stabkernige Granulozyten

○ C   Retikulozyten

○ D   Plasmazellen

○ E   große Lymphozyten

4.39 Enzyme:

1. bewirken im Körper chemische Reaktionen
2. sind Biokatalysatoren
3. verbrauchen sich bei chemischen Reaktionen
4. sind Hormone

○ A   1 + 2

○ B   2 + 3

○ C   3 + 4

○ D   1 + 4

4.40 Das Hormon Oxytocin wird gebildet im:

○ A   Hypophysenvorderlappen

○ B   Hypophysenhinterlappen

○ C   Plazenta

○ D   Uterus

○ E   Hypothalamus

4.41 So wirkt Insulin:

1. Steigerung der Glukoseaufnahme in den Zellen des Muskelgewebes
2. Hemmung der Glukoseaufnahme in den Zellen des Muskelgewebes
3. Steigerung der Glukoseaufnahme in die Fettzelle
4. Hemmung der Glykogenbildung in der Leber

○ A   1 + 4

○ B   2 + 4

○ C   2 + 3

○ D   1 + 3

4.42 Ordnen Sie die Begriffe zu.

Liste 1
A) Albumine
B) Fibrinogen
C) Globuline

Liste 2
1. Infektabwehr
2. Blutgerinnung
3. Wasserbindungsvermögen

○ A   A1, B2, C3

○ B   A3, B2, C1

○ C   A2, B3, C1

4.43 Ordnen Sie die Begriffe der beiden Listen einander zu. Kreuzen Sie die richtige Kombinationsaussage an.

Liste 1
A) T-Lymphozyten
B) Phagozytose
C) Immunglobuline

Liste 2
1. spezifische humorale Abwehr
2. unspezifische zelluläre Abwehr
3. spezifische zelluläre Abwehr

○ A   A1, B2, C3

○ B   B1, C2, A3

○ C   C1, A2, B3

○ D   C1, B2, A3

4.44 Ordnen Sie die Begriffe der beiden Listen einander zu. Kreuzen Sie die richtige Kombinationsaussage an.

Liste 1
A) Erythrozyten
B) Leukozyten
C) Thrombozyten

Liste 2
1. 150 000–300 000 pro ml Blut
2. Granula
3. stab- und segmentkernig
4. Transportfunktion
5. Infektionsabwehr
6. Blutgerinnung
7. kernlos
8. 4,5–5,5 Mill./ml Blut
9. 6000–8000/ml Blut

○ A   A   1 + 6
          B   4 + 7 + 8
          C   2 + 3 + 5 + 9

○ B   A   3 + 6 + 9
          B   1 + 4 + 8
          C   2 + 5 + 7

○ C   A   4 + 7 + 8
          B   2 + 3 + 5 + 9
          C   1 + 6

4.45 Kreuzen Sie von folgenden Aussagen die richtige an:
Die Milz

○ A liegt im rechten Oberbauch hinten

○ B erhält ihr ernährendes Blut direkt aus der Pfortader

○ C zerstört u.a. überalterte Erythrozyten

○ D gehört nicht zum lymphatischen System des menschlichen Körpers

5 Verdauungssystem

5.1 Zwerchfell – was trifft zu? Es

1. trennt Brustraum vom Bauchraum
2. wird vom N. phrenicus innerviert
3. liegt unter dem Magen
4. ist mit dem Perikard verwachsen
5. ist bei der Atmung relevant

○ A   Nur Aussage 1 ist richtig.

○ B   1 + 2 + 3

○ C   1 + 3 + 4 + 5

○ D   1 + 2 + 4 + 5

○ E   Alle Aussagen sind richtig.

5.2 Welche Prozesse finden im Dickdarm statt?

○ A   Resorption von Fetten

○ B   Wasser- und Elektrolytresorption

○ C   Resorption von Zuckern

○ D   Bildung von α-Amylase

○ E   Bildung von Chymotrypsin

5.3 Magen – welche Aussagen sind richtig? Er

1. liegt im Oberbauch unter der linken Zwerchfellkuppe und verläuft nach rechts unten
2. liegt retroperitoneal
3. liegt intraperitoneal
4. besteht aus nur einer Muskelschicht
5. beginnt mit dem Pylorus und endet mit der Kardia

○ A   Nur Aussage 2 ist richtig.

○ B   1 + 3

○ C   1 + 2 + 3

○ D   1 + 3 + 5

○ E   Alle Aussagen sind richtig.

5.4 Die in der Magenschleimhaut gelegenen

○ A   Becherzellen bilden Schleim.

○ B   Hauptzellen bilden Salzsäure.

○ C   Nebenzellen bilden Schleim.

○ D   Belegzellen bilden Pepsinogen.

○ E   Keine der Aussagen ist richtig.

5.5 Magen: was trifft zu?

1. Die Magensaftproduktion/Tag beträgt ca. 5–6 l.
2. Die Nebenzellen bilden Muzin.
3. Die peristaltische Kontraktion befördert die Nahrung vom Antrum zum Fundus.
4. Die Hauptzellen bilden Pepsinogen.
5. Der Magensaft ist hoch alkalisch (pH 9).

○ A 1 + 2 + 3

○ B 1 + 3 + 5

○ C 2 + 4

○ D 1 + 3

○ E Alle Aussagen sind richtig.

5.6 Der Dünndarm:

○ A liegt nur intraperitoneal

○ B setzt sich aus Duodenum, Jejunum und Kolon zusammen

○ C ist ca. 5–6 m lang

○ D ist ausschließlich für die Wasser- und Elektrolytresorption zuständig

○ E beginnt an der Bauhin-Klappe (Valvula ileocaecalis; früher: Valvula coli)

5.7 Das Duodenum:

1. ist Mündungsort für Pankreas- und Gallensäfte
2. liegt mit der Pars descendens retroperitoneal
3. wird auch Zwölffingerdarm genannt
4. ist der längste Anteil des Dünndarms
5. wird von der Leber verdeckt
6. liegt an der rechten Niere

○ A Keine Aussage ist richtig.

○ B 1 + 3 + 5 + 6

○ C 1 + 4 + 5

○ D 1 + 6

○ E 1 + 2 + 3 + 5 + 6

5.8 Das Kolon (Dickdarm)

1. besitzt Haustren
2. dient besonders der Fettresorption
3. setzt sich aus Zäkum, Kolon und Rektum zusammen
4. liegt nicht mit allen Abschnitten intraperitoneal
5. wird arteriell vom Truncus coeliacus versorgt

○ A 1 + 2

○ B 1 + 3 + 5

○ C 1 + 3 + 4

○ D 1 + 2 + 4 + 5

○ E Alle Antworten sind richtig.

5.9 Die V. portae sammelt Blut aus:

1. Milz
2. Niere
3. Leber
4. Magen
5. Darm
6. Uterus
7. Pankreas

○ A   1 + 3 + 4 + 6 + 7

○ B   1 + 2 + 4 + 5

○ C   1 + 7

○ D   1 + 4 + 5 + 7

○ E   Alle Antworten sind richtig.

5.10 Welche Strukturen befinden sich in der Leberpforte (H-Formation)?

1. V. portae
2. V. mesenterica
3. Bänder der Leber
4. Gallengänge
5. A. hepatica
6. V. cava superior

○ A   Leber habe ich nicht gelernt!

○ B   1 + 3 + 4 + 5

○ C   1 + 2 + 3 + 4 + 5

○ D   3 + 5 + 6

○ E   Alle Aussagen sind richtig.

5.11 Die Periportalfelder zwischen den Leberläppchen enthalten:

○ A   nur Zentralvenen

○ B   A. interlobularis aus der V. mesenterica

○ C   A. interlobularis aus der A. hepatica und V. interlobularis aus der V. portae – und den Gallengängen

○ D   keine Gefäße, sondern nur Nerven

○ E   Truncus coeliacus und A. lienalis

5.12 Insulin – was stimmt?

1. Insulin ist ein endokrines Hormon.
2. Insulin senkt den Blutzucker.
3. Zuviel Insulin kann eine Hypoglykämie mit einer Hypokaliämie auslösen.
4. Insulin wird im Magen gebildet.
5. Insulin wirkt über das »Schlüssel-Schloß-Prinzip« an der Zelle.

○ A   1 + 2 + 3

○ B   1 + 2 + 3 + 5

○ C   1 + 2 + 4

○ D   2 + 3 + 4 + 5

○ E   Alle Aussagen sind richtig.

5.13 Welche Aufgabe hat der Intrinsic-Faktor?

○ A Im Magen gebildet sorgt er für die Resorption von Fetten.

○ B Im Kolon gebildet sorgt er für die Resorption von Wasser.

○ C Im Magen gebildet sorgt er für die Resorption von Vitamin B_{12} (Extrinsic-Faktor) im Dünndarm.

○ D Wenn der Intrinsic-Faktor fehlt, kommt es nicht zu einer perniziösen Anämie.

5.14 Ösophagus (Speiseröhre) – was ist richtig?

1. Er ist ein muskulärer, ca. 25 cm langer Schlauch.
2. Er stellt eine Verbindung von Mund und Rachen zum Magen her.
3. Er besteht nur aus glatter Muskulatur, die zur Willkürmuskulatur gehört.
4. Er liegt ventral (vor) der Trachea.
5. Er enthält Becherzellen.
6. Die Entfernung von der vorderen Zahnreihe bis zur Kardia beträgt ca. 90 cm.

○ A 1 + 3 + 5 + 6

○ B 1 + 2 + 4 + 5

○ C Nur Aussage 1 ist richtig.

○ D 1 + 2 + 3 + 4

○ E 1 + 2 + 5

5.15 Welcher Stoff ist nicht im exokrinen Pankreassaft enthalten?

○ A Lipase

○ B Amylase

○ C Trypsinogen

○ D Pepsin

○ E Chymotrypsinogen

5.16 Leber – was trifft zu?

1. Der linke Leberlappen ist größer als der rechte.
2. Durch die Leberpforte treten die Gallengänge aus der Leber.
3. Über die Pfortader erhält die Leber venösen Zufluß u.a. aus Milz und Magen.
4. Lebervenen münden direkt in die untere Hohlvene.
5. Die Leber kann Glykogen speichern.

○ A   1 + 3

○ B   1 + 2 + 4

○ C   2 + 3 + 4

○ D   2 + 3 + 4 + 5

○ E   Alle Aussagen sind richtig.

5.17 Dünndarm – was ist richtig?

1. Die Gesamtlänge beträgt ca. 1 m.
2. Er gliedert sich in Duodenum, Jejunum und Ileum.
3. Hauptaufgabe ist die Wasser- und Elektrolytresorption.
4. Er beherbergt reichlich Bakterien.
5. Er wird durch eine Arterie versorgt, die direkt der Aorta entspringt.

○ A   Nur Aussage 1 ist richtig.

○ B   Nur Aussage 2 ist richtig.

○ C   2 + 5

○ D   1 + 2 + 3 + 5

○ E   Alle Angaben sind richtig.

5.18 Das parasympathische System:

○ A   regt die Verdauung an

○ B   bewirkt die Sekretion von zähem, enzymarmen Speichel

○ C   kann nicht durch optische Reize angeregt werden

○ D   hat keinen Einfluß auf die Verdauung

5.19 Mikrovilli:

○ A   nur ein anderer Name für respiratorisches Epithel

○ B   findet man nur im Kolon

○ C   dienen der Oberflächenvergrößerung im Dünndarm

○ D   transportieren den Schleim rachenwärts

○ E   pathogene Bakterien

5.20 Bezeichnen Sie die gekennzeichneten anatomischen Strukturen. Die Aufgabe gilt als vollständig gelöst, wenn alle Strukturen richtig benannt sind, als teilweise gelöst, wenn mindestens drei Strukturen richtig benannt sind.

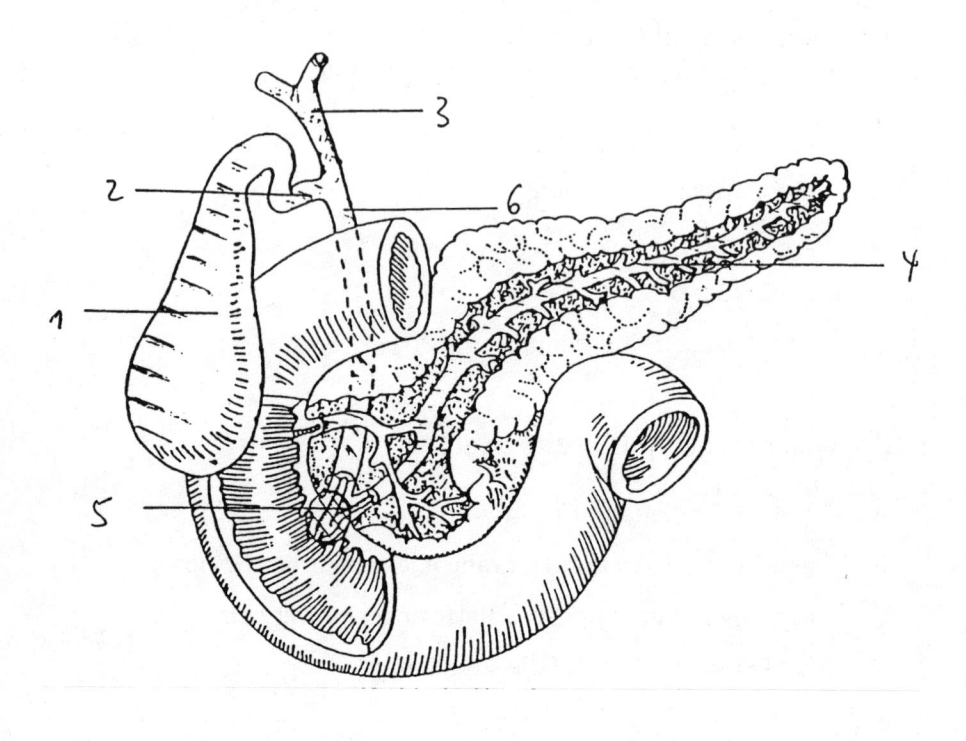

1. _____
2. _____
3. _____
4. _____
5. _____
6. _____

5.21 Bezeichnen Sie die gekennzeichneten anatomischen Strukturen. Die Aufgabe gilt als vollständig gelöst, wenn alle Strukturen richtig benannt sind, als teilweise gelöst, wenn mindestens drei Strukturen richtig benannt sind.

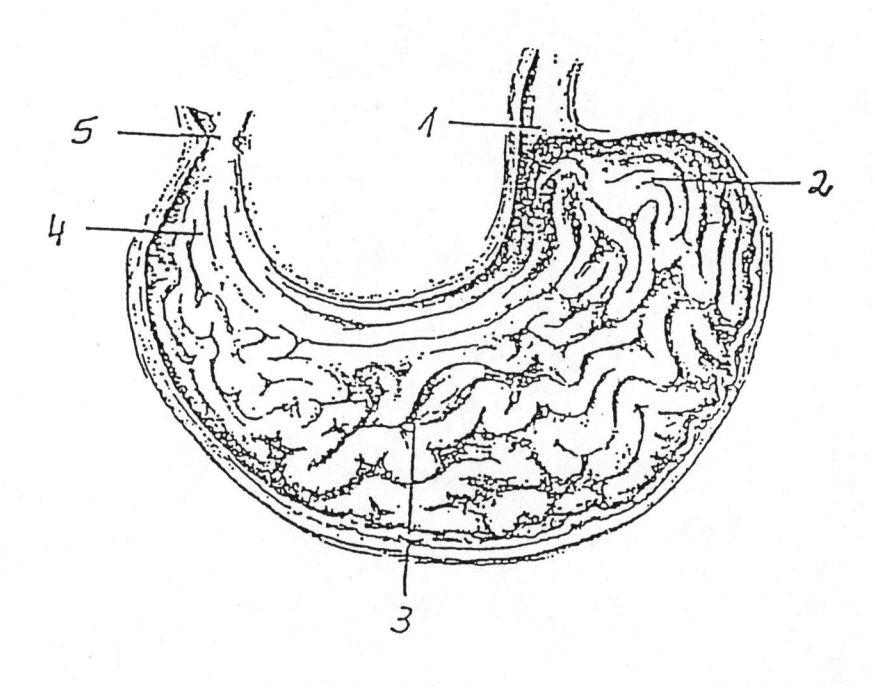

1. _____

2. _____

3. _____

4. _____

5. _____

5.22 Bezeichnen Sie die gekennzeichneten anatomischen Strukturen. Die Aufgabe gilt als vollständig gelöst, wenn alle Strukturen richtig benannt sind, als teilweise gelöst, wenn mindestens drei Strukturen richtig benannt sind.

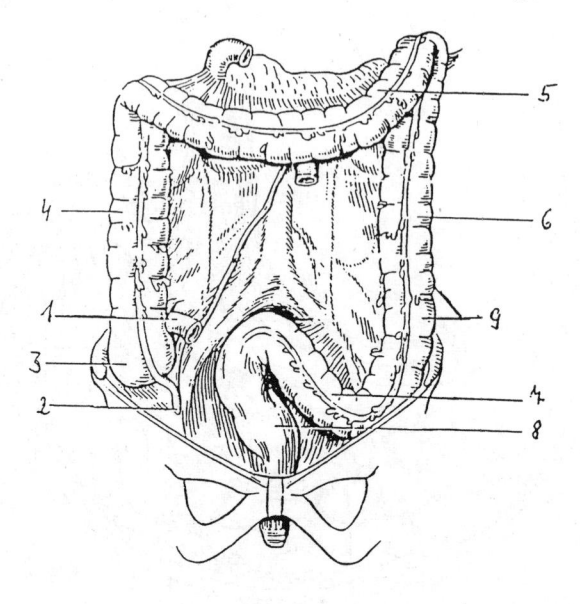

1. _____

2. _____

3. _____

4. _____

5. _____

6. _____

7. _____

8. _____

9. _____

5.23 Bezeichnen Sie die gekennzeichneten anatomischen Strukturen. Die Aufgabe gilt als vollständig gelöst, wenn alle Strukturen richtig benannt sind, als teilweise gelöst, wenn mindestens drei Strukturen richtig benannt sind.

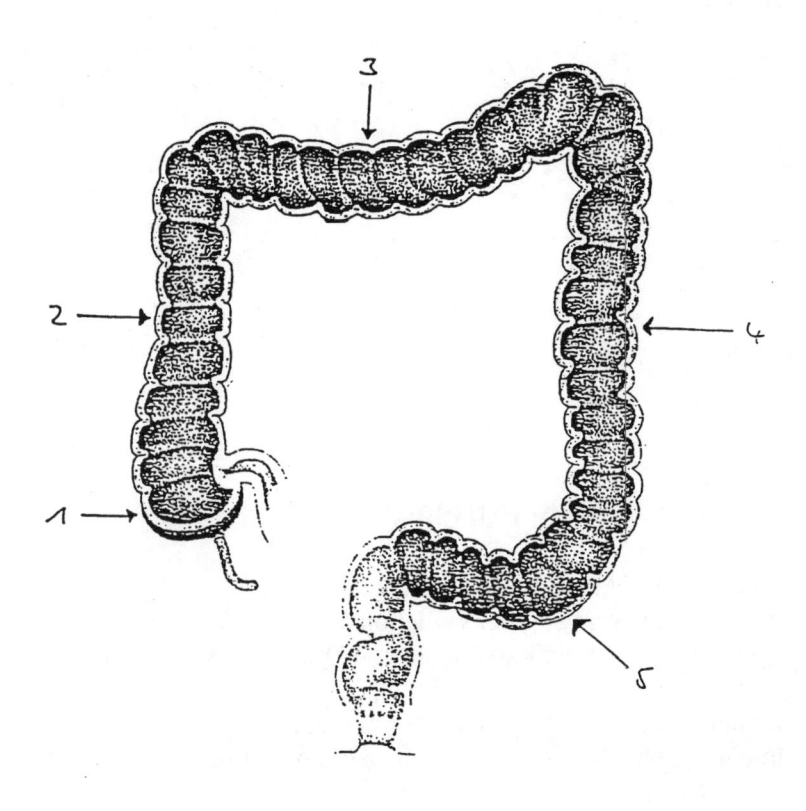

1. _____

2. _____

3. _____

4. _____

5. _____

5.24 Die Gallenflüssigkeit enthält:

1. Urobilinogen
2. Bilirubin
3. Azeton
4. Cholesterin
5. Erythrozyten

○ A   1 + 3

○ B   3 + 5

○ C   2 + 5

○ D   1 + 2

○ E   2 + 4

5.25 Der Ductus choledochus:

1. mündet in die Vater-Papille im Magen
2. hat seinen Ursprung an der Gallenblase
3. beginnt an der Vereinigungsstelle von Ductus hepaticus mit Ductus cysticus
4. mündet in die Vater-Papille im Duodenum
5. kann mit dem Ductus pancreaticus zusammentreffen

○ A   1 + 2 + 3

○ B   2 + 3

○ C   4 + 5

○ D   3 + 4 + 5

○ E   Alle Aussagen sind richtig.

5.26 Wie wird der Übergang vom Ösophagus in den Magen genannt?

○ A Fundus

○ B Hiatus oesophageus

○ C Kardia

○ D Pylorus

○ E Keine der genannten Organregionen trifft zu.

5.27 Die große Resorptionsfläche des Dünndarms wird ermöglicht durch:

1. eine starke Fältelung der Schleimhaut
2. Tänien und Haustren
3. Zottenbildung
4. Mikrovilli der Zylinderepithelzellen
5. glatte Muskulatur

○ A 1 + 2 + 3

○ B 1 + 2 + 4 + 5

○ C 1 + 3 + 4

○ D 4 + 5

○ E Alle Antworten sind richtig.

5.28 Wie lang ist beim Erwachsenen die Strecke von den Zähnen zum Mageneingang?

- ○ A   15 cm
- ○ B   20 cm
- ○ C   40 cm
- ○ D   65 cm
- ○ E   80 cm

5.29 Wie viele große Speicheldrüsenpaare gibt es außer den zahlreichen kleinen Drüsen in der Wandung der Mundhöhle?

- ○ A   1
- ○ B   2
- ○ C   3
- ○ D   4
- ○ E   5

5.30 In welchem Darmabschnitt wird Vitamin B_{12} resorbiert?

- ○ A   Duodenum
- ○ B   Jejunum
- ○ C   Ileum
- ○ D   Sigma
- ○ E   Rektum

5.31 Zu den Wurzeln der Pfortader zählen nicht:

○ A Magen

○ B Darm

○ C Pankreas

○ D Milz

○ E Niere

5.32 Funktionen der Leber:

1. Blutspeicher
2. Blutbildung beim Erwachsenen
3. Produktion von Hormonen, die den Blutzucker regulieren
4. Vitaminspeicher
5. Produktion von lipidspaltenden Enzymen (Fermenten)
6. Produktion von Blutgerinnungsfaktoren
7. Entgiftung von Medikamenten und Hormonen

○ A 1 + 2 + 3 + 5

○ B 1 + 2 + 4 + 7

○ C 1 + 4 + 6 + 7

○ D Alle Antworten sind richtig.

○ E Keine Antwort ist richtig.

5.33 Kennzeichnen Sie die Lage der Organe innerhalb des Abdomens.
Ordnen Sie die Begriffe der Liste 1 den Begriffen der Liste 2 zu.

Liste 1
1. Magen
2. Pankreas
3. Nebennieren
4. Milz
5. Leber
6. Nieren
7. Uterus

Liste 2
a) intraperitoneal
b) retroperitoneal
c) subperitoneal

○ A   1a – 2a – 3a – 4b – 5c – 6a – 7b

○ B   1a – 2b – 3b – 4a – 5a – 6b – 7c

¢ C   1b – 2a – 3c – 4c – 5b – 6c – 7a

○ D   1a – 2c – 3a - 4b – 5b – 6a – 7c

5.34 Typische Aufbaumerkmale für das Kolon sind:

○ A   Zotten

○ B   Haustren

○ C   Kerkring-Falten

○ D   Krypten

○ E   Mikrovilli

5.35 Die Vena portae:

○ A versorgt die Leber mit Sauerstoff

○ B führt der Leber Nährstoffe zum Umbau zu körpereigenen Substanzen zu

○ C ist die Lebervene

○ D versorgt die Leber mit Nährstoffen für den eigenen Stoffwechsel

○ E führt normalerweise kein sauerstoffarmes Blut

5.36 Für die Kohlenhydratverdauung wird benötigt:

○ A Trypsin

○ B Chymotrypsin

○ C Pepsin

○ D α-Amylase

○ E Galle

5.37 Wie bezeichnet man den Magenausgang?

○ A Fundus

○ B Kardia

○ C Antrum

○ D Pylorus

○ E Keine der Antworten trifft zu.

5.38 Aufgaben der Gallenblase:

1. Bildung von Verdauungsenzymen (-fermenten)
2. Speicherung von Gallensaft
3. Eindickung von Gallensaft
4. Abtötung von Leukozyten
5. Bildung von Gallensaft

○ A   1 + 2 + 3

○ B   1 + 3

○ C   2 + 3 + 5

○ D   3 + 4 + 5

○ E   2 + 3

5.39 Was bewirkt die Salzsäure des Magens?

1. Chemische Aufspaltung der Proteine
2. Aktivierung des Pepsins
3. Abtötung von Bakterien
4. Quellung des Nahrungseiweißes
5. Aktivierung fettspaltender Enzyme (Lipasen)

○ A   2 + 3 + 4

○ B   1 + 2 + 3

○ C   2 + 3 + 5

○ D   2 + 4 + 5

○ E   Alle Antworten sind richtig.

5.40 Bauchhöhle – die richtige Aussagekombination:

1. Der Serosaüberzug des Bauchs wird Peritoneum genannt.
2. Die Serosa versorgt die darunterliegenden Gewebe mit Nährstoffen.
3. Die Serosa kann die sezernierte Flüssigkeit wieder resorbieren.
4. Bei der Bauchwassersucht sammelt sich Flüssigkeit in der freien Bauchhöhle.

○ A   1 + 2 + 4
○ B   2 + 3 + 4
○ C   1 + 3 + 4
○ D   1 + 2 + 3
○ E   Nur Aussage 2 ist richtig.

5.41 Welches Sekret bilden die Hauptzellen des Magens?

○ A   HCL
○ B   Bikarbonat
○ C   Sekretin
○ D   Pepsinogen
○ E   Schleim

5.42 Welches Sekret bilden die Nebenzellen des Magens?

○ A   HCL
○ B   Bikarbonat
○ C   Sekretin
○ D   Pepsinogen
○ E   Schleim (Muzin)

5.43 Welches Sekret bilden die Belegzellen des Magens?

- ○ A   HCl
- ○ B   Bikarbonat
- ○ C   Sekretin
- ○ D   Pepsinogen
- ○ E   Schleim (Muzin)

5.44 Welche Funktionen erfüllt das Pankreas? Abgabe von:

- ○ A   Cholezystokinin
- ○ B   Sekretin
- ○ C   Pankreozymin
- ○ D   Pepsinogen
- ○ E   Glukagon

5.45 Welche Funktionen erfüllt die Leber?

1. Bildung von Cholesterin
2. Aufbau von Fettsäuren
3. Bildung von Harnstoff
4. Umwandlung von Eiweiß in Glukose
5. Abbau von Sexualhormonen

- ○ A   1 + 3 + 4 + 5
- ○ B   1 + 2 + 3 + 4
- ○ C   3 + 4 + 5
- ○ D   2 + 3 + 4 + 5
- ○ E   Alle Antworten sind richtig.

5.46 Bauchspeicheldrüse – was ist richtig?

1. Das Pankreas ist eine Kombination aus exokriner und endokriner Drüse.
2. Die Sekretion wird einerseits durch den N. vagus, andererseits hormonell durch Sekretin und Pankreozymin und Cholezystokinin stimuliert.
3. Die wichtigsten Pankreasenzyme sind α-Amylase, Trypsinogen und Chymotrypsinogen.

○ A Keine der Aussagen ist richtig.

○ B 2 + 3

○ C 1 + 3

○ D 1 + 2

○ E Alle Aussagen sind richtig.

5.47 Das leistet der Dünndarm:

1. Entzug von Wasser aus dem Nahrungsbrei
2. biochemische Spaltung der Nahrungsbestandteile
3. Umbau der Nahrungsbestandteile in körpereigene Stoffe
4. Resorption von Stoffen

○ A 1 + 2 + 3

○ B 1 + 3

○ C 2 + 4

○ D 2 + 3

○ E Alle Antworten sind richtig.

5.48 Das leistet das Pankreas:

1. Absonderung eiweißspaltender Enzyme
2. Bildung von Insulin
3. Absonderung kohlenhydratspaltender Enzyme
4. Bildung von Glukagon
5. Resorption von Zuckern

○ A 1 + 2 + 3

○ B 1 + 3 + 4

○ C 1 + 2 + 3 + 4

○ D 2 + 4 + 5

○ E 2 + 3 + 4 + 5

5.49 Der Ductus pancreaticus mündet in die Papilla Vateri gemeinsam mit dem Ductus:

○ A cysticus

○ B hepaticus dexter

○ C thoracicus

○ D choledochus

○ E hepaticus sinister

5.50 Bezeichnen Sie die gekennzeichneten anatomischen Strukturen. Die Aufgabe gilt als vollständig gelöst, wenn alle Strukturen richtig beantwortet sind, als teilweise gelöst, wenn mindestens drei Strukturen richtig benannt sind.

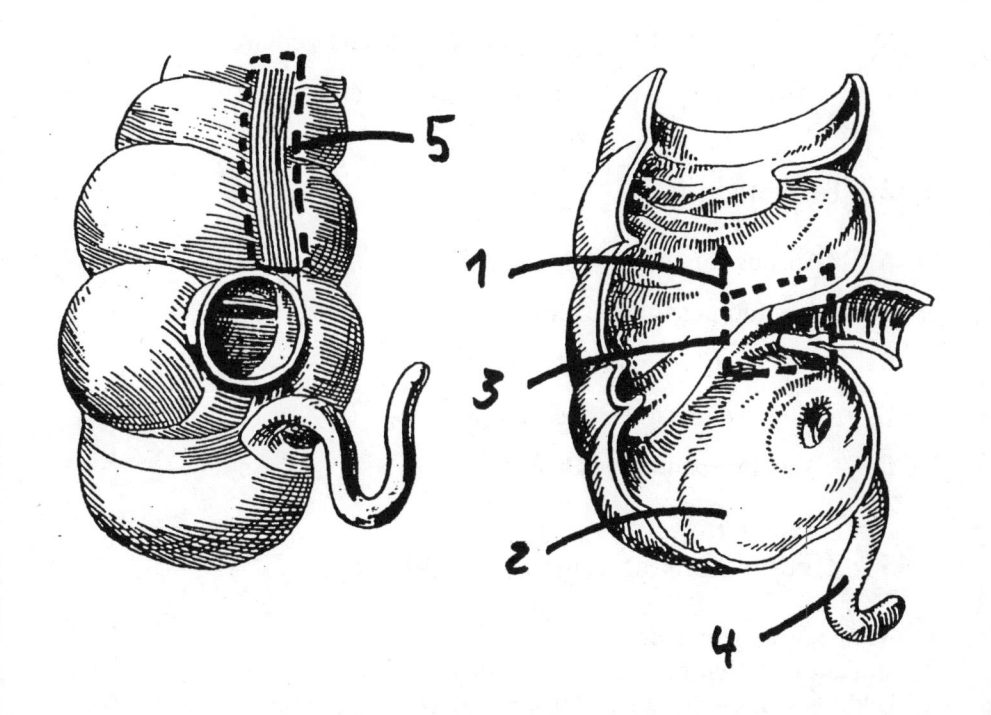

1. _____
2. _____
3. _____
4. _____
5. _____

5.51 Der Intrinsic-Faktor:

○ A   ist ein gastrointestinales Hormon
○ B   fördert die Magenentleerung
○ C   ermöglicht die Resorption von Vitamin B_{12}
○ D   wird in den Epithelzellen des Duodenums gebildet
○ E   kann nur mit der Nahrung aufgenommen werden

5.52 Tänien sind:

○ A   Ausbuchtungen der Kolonschleimhaut
○ B   Ausstülpungen der Dünndarmwand
○ C   Längsmuskelbänder des Dickdarms
○ D   Ringmuskelbänder des Kolons
○ E   Aufhängebänder des Kolons

5.53 Zu den Aufgaben der Leber gehören:

1. Konjugation von Bilirubin
2. Umbau von pharmakologischen Substanzen
3. Bildung von Gerinnungsfaktoren und Thrombozyten
4. Ausscheidung von Galle
5. Ausgleich einer Azidose

○ A   1 + 2 + 5
○ B   1 + 2 + 4
○ C   2 + 3 + 4
○ D   2 + 3 + 5
○ E   Keine Antwort ist richtig.

5.54 So entgiftet die Leber:

1. Durch ihre Lage im Pfortaderkreislauf wirkt sie für alle Stoffe, die aus dem Darm aufgenommen werden, wie ein Filter.
2. Selbst eine schwere Leberschädigung kann die Entgiftungsfunktion nur in geringem Maß einschränken.
3. Ammoniak, das reichlich anfällt, wird in den ungiftigen Harnstoff umgewandelt.
4. Weibliche und männliche Sexualhormone werden abgebaut.
5. Sie baut Nebennierensteroide ab.

○ A 3 + 4 + 5

○ B 1 + 4 + 5

○ C 1 + 3 + 4 + 5

○ D 1 + 3 + 4

○ E Alle Antworten sind richtig.

5.55 Mageninhalt passiert schneller durch den Pylorus in das Duodenum wegen:

1. saurer Reaktion des Duodenalinhalts
2. alkalischer Reaktion des Duodenalinhalts
3. Dehnung des Antrum pyloricum
4. fettreichen Duodenalinhalts

○ A 1 + 3

○ B 2 + 3

○ C 1 + 4

○ D 3 + 4

○ E 2 + 4

5.56 Die Bauchspeicheldrüse wird unterteilt in:

1. oberen Anteil
2. mittleren Anteil
3. Kopf
4. Kapselschicht
5. Schwanz
6. Körper

○ A   1 + 2 + 4

○ B   1 + 2 + 5

○ C   3 + 5 + 6

5.57 Endokrine Produkte des Pankreas:

○ A   Adrenalin

○ B   Chymotrypsin

○ C   Pankreaslipase

○ D   Insulin

○ E   Sekretin

5.58 Die Aufgabe der Lieberkühn-Krypten und Paneth-Körnerzellen:

○ A   Verdauung über die Drüsen des Dünndarms

○ B   Schutz vor Selbstverdauung

○ C   Schleimproduktion als allergische Reaktion

5.59 Welche Nährstoffe werden schon in der Mundhöhle vorverdaut?

○ A   Eiweiße

○ B   Kohlenhydrate

○ C   Fette

5.60 Endprodukte des Eiweißstoffwechsels:

1. Glyzerin
2. Kreatinin
3. Brenztraubensäure (Pyruvat)
4. Harnstoff
5. Harnsäure

○ A   1 + 3 + 4

○ B   2 + 4 + 5

○ C   1 + 2 + 4

○ D   1 + 3 + 5

○ E   3 + 4 + 5

5.61 Ordnen Sie die Begriffe der Liste 1 den entsprechenden Begriffen der Liste 2 zu. Kreuzen Sie die richtige Kombinationsaussage an.

Liste 1
A) Kupffer-Sternzellen
B) Bowman-Kapsel
C) Mikrovilli

Liste 2
1. Leber
2. Ileum
3. Nieren

○ A   A2, B3, C1

○ B   A1, B3, C2

○ C   A3, B2, C1

○ D   A2, B1, C3

○ E   A1, B2, C3

○ F   A3, B1, C2

5.62 Die kleine Kurvatur des Magens liegt zwischen:

1. Kardia
2. Pylorus
3. Antrum
4. Fundus

○ A   1 + 2

○ B   1 + 3

○ C   3 + 4

○ D   2 + 4

5.63 Kohlenhydrate werden verdaut durch:

1. Pankreasamylase
2. Speichelamylase
3. Dünndarmamylase
4. Pepsin
5. Pankreaslipase

○ A 1 + 2 + 5

○ B 2 + 3 + 4

○ C 1 + 2 + 3

○ D 1 + 3 + 5

5.64 Ordnen Sie Verdauungsenzyme und Nahrungsstoffe einander zu. Kreuzen Sie die Kombinationsaussage an.

Liste 1
A) Trypsin
B) Lipase
C) Ptyalin

Liste 2
1. Fette
2. Eiweiß
3. Kohlenhydrate

○ A A1, B3, C2

○ B A2, B3, C1

○ C A2, B1, C3

○ D A3, B2, C1

6 Urogenitaltrakt

6.1 Zum inneren weiblichen Genitale gehören nicht:

○ A Eileiter
○ B Ovarien
○ C Douglas-Raum
○ D Uterus
○ E Bartholin-Drüsen

6.2 Der Ductus deferens (Samenleiter) mündet in:

○ A Urethra
○ B Ureter
○ C Prostata
○ D Harnblase
○ E keines der genannten Organe

6.3 Das antidiuretische Hormon (ADH):

1. ist ein Hormon aus dem Hypophysenhinterlappen
2. wirkt auf das Sammelrohr und den distalen Tubulus
3. bewirkt eine vermehrte Wasserrückresorption
4. ist identisch mit Aldosteron
5. führt beim Mangel oder Fehlen zum Diabetes mellitus

○ A 1 + 4 + 5
○ B 1 + 4 + 5
○ C 1 + 2 + 3
○ D 2 + 3 + 4
○ E Alle Aussagen sind richtig.

6.4 Im Eileiter (Tuba uterina) findet sich:

○ A   Übergangsepithel mit Drüsen

○ B   Plattenepithel

○ C   Zylinder-Flimmer-Epithel mit Drüsen

○ D   gemischtes Epithel ohne Drüsen

○ E   verhorntes Plattenepithel

6.5 Die weibliche Harnröhre hat eine Länge von:

○ A   2–3 cm

○ B   3–4 cm

○ C   5–6 cm

○ D   7–8 cm

○ E   8–9 cm

6.6 Primärharn wird zum Sekundärharn aufbereitet:

○ A   im Glomerulus

○ B   in der Bowman-Kapsel

○ C   im Tubulussystem

○ D   in Malpighi-Körperchen

○ E   im Sammelrohr

6.7 Welche Aufgabe hat der Hoden?

1. Beweglichkeit der Spermien zu fördern
2. Bildung der Spermien (Spermatogenese)
3. Produktion von Aldosteron
4. Produktion von Testosteron
5. Abgabe der Samenfäden

○ A   1 + 3 + 4

○ B   2 + 3 + 5

○ C   1 + 4 + 5

○ D   2 + 4 + 5

○ E   Alle Aussagen sind richtig.

6.8 So wirken Gonadotropine:

1. Follikelstimulierendes Hormon (FSH) beeinflußt das Wachstum des Ovars.
2. FSH stimuliert im Nebenhoden die Beweglichkeit der Spermien.
3. FSH beeinflußt im Ovar die Reifung der Follikel bis zum Tertiärfollikel.
4. Luteinisierungshormon (LH) spielt im Endstadium der Follikelreifung eine Rolle.
5. LH bewirkt den Aufbau der Uterusschleimhaut.
6. LH wird auch ICSH (interstitialzellenstimulierendes Hormon) genannt.

○ A   1 + 3 + 4

○ B   2 + 3 + 5

○ C   3 + 4 + 6

○ D   3 + 4 + 5

○ E   2 + 4 + 6

6.9 Ordnen Sie die Begriffe der beiden Listen einander zu. Kreuzen Sie die richtige Kombinationsaussage an.

Liste 1
A) Primärharn
B) Sekundärharn
C) Nierendurchblutung

Liste 2
1. 1500–1700 ml/Tag
2. 170– 180 ml/Tag
3. 1500–1700 ml/Tag

○ A   A1, B2, C3

○ B   B1, A2, C3

○ C   A3, B1, C2

○ D   A1, B3, C2

○ E   Keine Aussage trifft zu.

6.10 Was ist ein Glomerulus?

○ A   bindegewebige Hüllensubstanz

○ B   arterielles Gefäßknäuel

○ C   Muskelplatte

○ D   endokrine Drüse

○ E   Pankreasinsel

6.11 Aufgaben der Nieren:

1. Ausschwemmung von Bakterien
2. Ausscheidung von Salzen
3. Ausscheidung von überschüssigem Bluteiweiß
4. Regulation der Körpertemperatur
5. Konstanthaltung des Blut-ph-Wertes

○ A   1 + 2

○ B   1 + 2 + 3

○ C   3 + 5

○ D   2 + 5

○ E   2 + 3

6.12 Bezeichnen Sie die gekennzeichneten anatomischen Strukturen. Die Aufgabe gilt als vollständig gelöst, wenn alle Strukturen richtig benannt sind, als teilweise gelöst, wenn mindestens drei Strukturen richtig benannt sind.

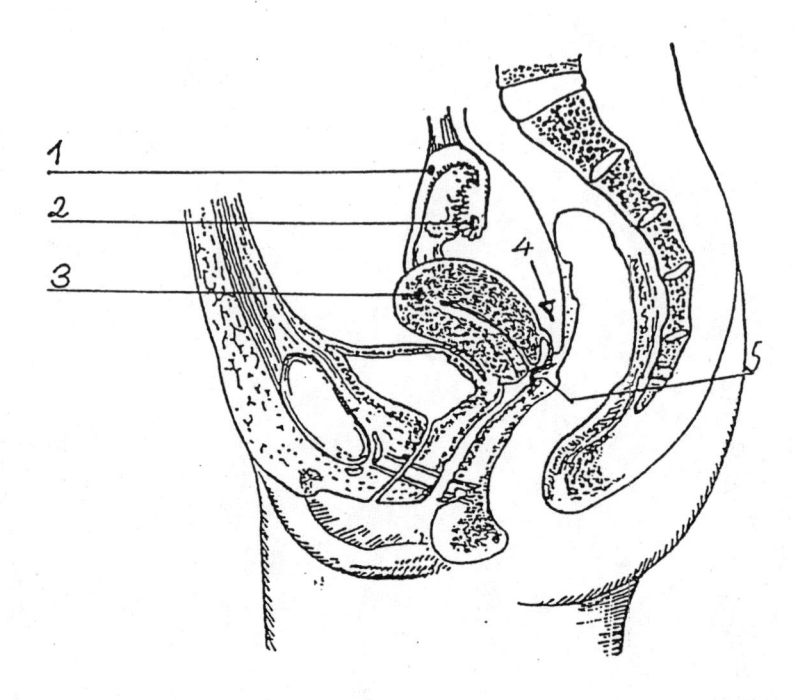

1. _____

2. _____

3. _____

4. _____

5. _____

6.13 Die Niere ist durch Hormonproduktion beteiligt an:

1. Darmmotilität
2. Erythrozytenneubildung
3. Blutdruck
4. Gallensäurenbildung

○ A   Alle Antworten sind richtig.

○ B   1 + 4

○ C   2 + 3

○ D   1 + 3

○ E   2 + 4

6.14 Zu einer funktionellen Einheit (Nephron) der Niere gehören:

1. Glomerulus
2. Bowman-Kapsel
3. Henle-Schleife
4. zwei ableitende Harnwege
5. Nierenmark

○ A   3 + 4 + 5

○ B   2 + 3

○ C   1 + 2 + 3

○ D   4 + 5

○ E   Alle Antworten sind richtig.

6.15 Sekundäre weibliche Geschlechtsmerkmale:

1. Eileiter
2. Eierstöcke
3. Brustdrüsen
4. Scheide
5. Körperbehaarung
6. Gebärmutter

○ A   Alle Antworten sind richtig.

○ B   1 + 2 + 3

○ C   3 + 4 + 5

○ D   3 + 5

○ E   4 + 5 + 6

6.16 Die Harnblase der Erwachsenen:

1. besteht aus glatter Muskulatur
2. entleert sich über den Harnleiter
3. liegt im kleinen Becken
4. faßt etwa 500 ml (normal)

○ A   1 + 2 + 4

○ B   2 + 3

○ C   2 + 4

○ D   1 + 3 + 4

○ E   1 + 2

6.17 Nephron – welche Aussage trifft zu?

○ A   Nephron bezeichnet als Fremdwort die Niere.

○ B   Ein vollständiges Nephron besteht aus mehreren Tubuli (proximaler und distaler Tubulus, Henle-Schleife).

○ C   Durch das Nephron wird die glomeruläre Filtrationsrate gesteuert.

○ D   Im Nephron finden Filtrations-, Sekretions- sowie aktive und passive Resorptionsvorgänge statt.

○ E   Eine Nierenfunktionsstörung beruht in erster Linie auf einer veränderten Anzahl Nephrone.

6.18 Welche Hormone beeinflussen die Nierenfunktion?

1. Adiuretin
2. ACTH (adrenokortikotropes Hormon)
3. Parathormon
4. Aldosteron
5. Insulin

○ A   1 + 3 + 4

○ B   2 + 3 + 4

○ C   3 + 4

○ D   1 + 4 + 5

6.19 Männliche Gonaden sind:

○ A   Hoden (Testes)

○ B   Hodensack (Skrotum)

○ C   der gesamte männliche Genitaltrakt

○ D   Hoden und Hodensack

7 Zentralnervensystem (ZNS)

7.1 Die »weiße Substanz« im Rückenmark und Gehirn besteht aus:

- A Nervenzellen
- B Nervenstützgewebe
- C markhaltigen Nervenfasern
- D aus den 3 zuvor genannten Gewebsanteilen

7.2 Welcher Ast der A. carotis interna versorgt nicht das Gehirn?

- A A. ophthalmica
- B A. facialis
- C A. lingualis
- D A. thyroidea
- E A. basilaris

7.3 Eine motorische Endplatte gibt es an:

- A Ganglienzellen
- B glatten Muskelzellen
- C quergestreifter Muskulatur
- D Herzmuskulatur
- E Alle Antworten sind richtig.

7.4 Als Energiequelle braucht das Gehirn:

○ A   Fettsäuren
○ B   Glukose
○ C   Lezithin
○ D   Aminosäuren
○ E   keine der genannten Substanzen

7.5 Was gehört zum ZNS?

1. Periphere Nerven
2. Spinalnerven
3. Rückenmark
4. sensible Nerven
5. motorische Nerven
6. Gehirn

○ A   1 + 2
○ B   2 + 5
○ C   4 + 6
○ D   3 + 4
○ E   3 + 6

7.6 Wo wird der Liquor gebildet?

○ A   im Hypothalamus
○ B   im Hypophysenvorderlappen
○ C   in der mittleren Hirnhaut
○ D   im Adergeflecht (Plexus choroideus) der Hirnventrikel
○ E   Keine Aussage trifft zu.

7.7 Was fällt in den Aufgabenbereich des Kleinhirns?

○ A Meldestelle für Tastsinn und Tiefensensibilität

○ B Steuerstelle aller endokrinen Prozesse

○ C Wahrnehmung aller Sinnesempfindungen

○ D Verbindung des Riechsystems mit dem Hypothalamus

7.8 Das leistet das Mittelohr:

○ A Steuerungsaufgaben

○ B Gleichgewichtserhaltung

○ C Es wirkt nicht auf das Gehör ein.

○ D Transport der Schallwellen

○ E Transformation von Reiz und Erregung

7.9 Das Atemzentrum liegt im:

○ A Zwischenhirn

○ B verlängerten Mark (Medulla oblongata)

○ C Kleinhirn

○ D Mittelhirn

○ E Rückenmark

7.10 Welche Substanzen wirken an nervösen Synapsen als Transmitter (Überträgerstoffe)?

1. Azetylcholin
2. Dopamin
3. Kaliumionen
4. Noradrenalin
5. Kalzium

○ A   1 + 2 + 4

○ B   1 + 3 + 5

○ C   2 + 3 + 5

○ D   2 + 3 + 4

○ E   Alle Antworten sind richtig.

7.11 Welche Begriffe gehören zum Akkommodationsapparat des Auges?

1. Linse
2. Hornhaut
3. Netzhaut
4. Iris

○ A   1 + 2 + 3

○ B   3 + 4

○ C   1 + 4

○ D   2 + 3

○ E   Alle Antworten sind richtig.

7.12 Bezeichnen Sie die gekennzeichneten anatomischen Strukturen. Die Aufgabe gilt als vollständig gelöst, wenn alle Strukturen richtig benannt sind, als teilweise gelöst, wenn mindestens drei Strukturen richtig benannt sind.

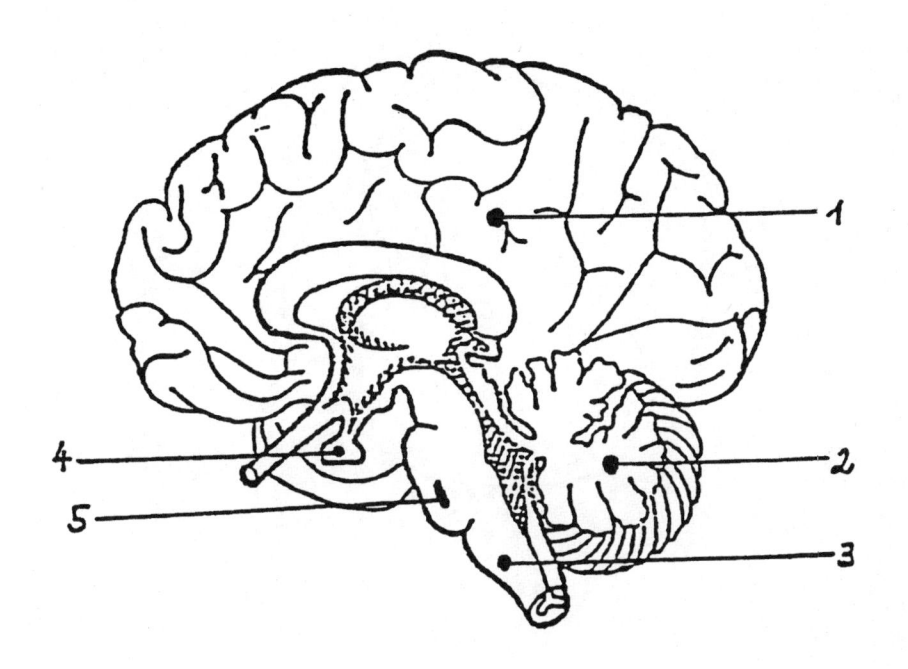

1. _____
2. _____
3. _____
4. _____
5. _____

7.13 Bezeichnen Sie die gekennzeichneten anatomischen Strukturen. Die Aufgabe gilt als vollständig gelöst, wenn alle Strukturen richtig benannt sind, als teilweise gelöst, wenn mindestens drei Strukturen richtig benannt sind.

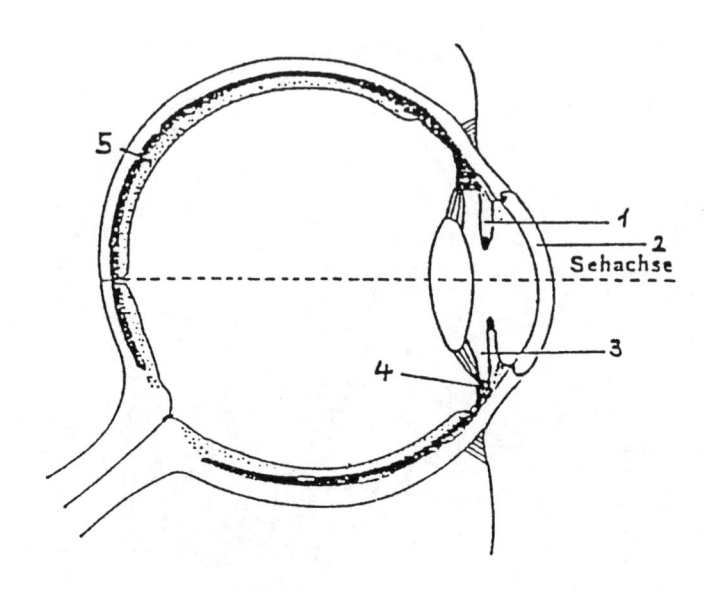

1. _____
2. _____
3. _____
4. _____
5. _____

7.14 Für die Schnecke des Innenohrs gilt:

1. Der Steigbügel überträgt mechanische Schwingungen über das Vorhoffenster auf die Lymphe der Schnecke.
2. Die Schnecke dient auch als Gleichgewichtsorgan.
3. Die Schwingungen der Schnecke werden mittels kleiner Haare registriert.
4. Die Schnecke liegt im Felsenbein.
5. Die registrierten Reize werden über den ersten Hirnnerven zum ZNS geleitet.

○ A   1 + 3

○ B   1 + 3 + 5

○ C   1 + 2 + 5

○ D   1 + 3 + 4

○ E   Alle Antworten sind richtig.

7.15 Der Aquaeductus Sylvii verbindet:

○ A   die beiden Seitenventrikel

○ B   den dritten mit dem vierten Ventrikel

○ C   die Seitenventrikel mit dem dritten Ventrikel

○ D   den vierten Ventrikel mit dem Subarachnoidalraum

7.16 Für die »graue Substanz« des ZNS trifft zu:

1. Es handelt sich um eine Ansammlung von Nervenzellen.
2. Sie liegt in den Großhirnhälften innen.
3. Es sind Fortsätze der Nervenzellen, die durch die Markscheidenhülle weiß erscheinen.
4. Sie liegt im Rückenmark zentral.
5. Sie bildet in den Großhirnhälften die äußere Schicht.

○ A   2 + 3 + 4

○ B   1 + 2 + 3

○ C   1 + 3 + 5

○ D   1 + 4 + 5

7.17 Ordnen Sie zu:

Liste 1
A) Gleichgewicht
B) Bewußtsein
C) Wärmezentrum
D) Atemzentrum

Liste 2
1. Großhirnrinde
2. Zwischenhirn
3. Medulla oblongata
4. Kleinhirn

○ A   A4, B1, C2, D3

○ B   A1, B4, C3, D2

○ C   A4, B1, C3, D2

7.18 Ordnen Sie die Begriffe der beiden Listen einander zu. Kreuzen Sie die richtige Kombinationsaussage an.

Liste 1
A) Hornhaut
B) Zapfenzellen
C) gelber Fleck
D) Stäbchenzellen

Liste 2
1. Stelle schärfsten Sehens
2. Schwarzweiße Empfindung
3. Farbsehen
4. Lichtbrechung

○ A   C1, B2, D3, A4

○ B   B1, D2, A3, C4

○ C   A1, B2, D3, C4

○ D   C1, D2, B3, A4

Lösungen und Kommentare

1 Zelle und Gewebe

Frage **1.1**   Lösung B

Kommentar:

Die Endung *-blasten* steht immer für eine Zellart, die am Aufbau beteiligt ist.
Die Endung *-klasten* beschreibt abbauende Zellen.
So kann man diese Endungen mit Begriffen wie *Osteo-* (für Knochen) oder *Chondro-* (für Knorpel) kombinieren.

Frage **1.2**   Lösung C

Kommentar:

Achtung! Man fragt hier nicht nach den 4 Grundgewebearten (Epithel-, Binde-, Stütz-, Muskel-, Nervengewebe), sondern nach der Unterteilung des Stützgewebes.
Das Drüsengewebe zählt zum Epithelgewebe.

Frage **1.3**   Lösung C

Kommentar:

Tast- und Druckkörperchen nehmen ihre Information über *Rezeptoren* auf, die zum Nervengewebe zählen. Die Information wird in elektrische Impulse transformiert (Aktionspotentiale), kodiert und schließlich im ZNS gedeutet.
Blutgefäße und Schweißdrüsen sind u.a. die wichtigsten Wärmeregulatoren. So ziehen sich z.B. bei einem äußeren Kältereiz die peripheren Gefäße zusammen (Vasokonstriktion), um die Kerntemperatur konstant zu halten. (Bei Alkoholikern fehlt dieser Mechanismus, aus diesem Grund erfrieren Betrunkene in einer kalten Umgebung sehr schnell.)
Auch das Kältezittern dient der Erzeugung von Wärme.
Schweiß kühlt in warmer Umgebung die Haut, um die Schalentemperatur und somit auch die Kerntemperatur konstant zu halten.

Talgdrüsen enthalten u.a. eine fettige Substanz, die Fell oder Haare geschmeidig und wasserabweisend macht.
Hornschicht. Sie ist die äußere Begrenzung bei mehrschichtig verhornendem Epithel (Haut, bes. Fußsohle) und dient dem *mechanischen Schutz*.

Frage **1.4** Lösung C

Kommentar:

Die menschliche Zelle ist von einer semipermeablen (halbdurchlässigen) Membran umgeben. Diese besteht aus einer Lipiddoppelschicht mit intermittierend auftretenden Tunnelproteinen. **Abb. 1.4.1**

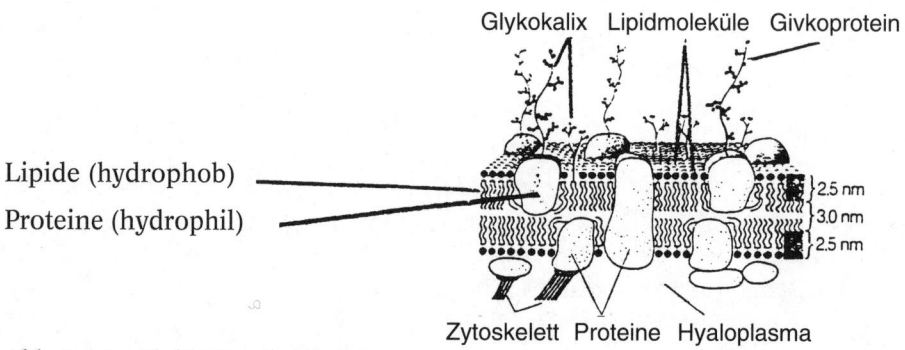

Abb. 1.4.1   Fluid-Mosaik-Modell

Mitochondrien erzeugen wie ein Kraftwerk aus Substraten, wie z.B. Glukose, den für jede Zelle lebensnotwendigen Energieträger ATP (Adenosintriphosphat). Mitochondrien besitzen eine eigene Erbsubstanz (DNA = DNS).
Lysosomen verdauen Fremdkörper wie Bakterien sowie den Abfall, der von der Zelle produziert wird.
Ribosomen sind Ort der Proteinbiosynthese. Sie treten frei auf, wie auch an *endoplasmatisches Retikulum* (Wegesystem der Zelle) gebunden. Man nennt es dann »rauhes« oder »granuläres« ER.
Zellkern. Ort der genetischen Information (DNA oder DNS). **Abb. 1.4.2**

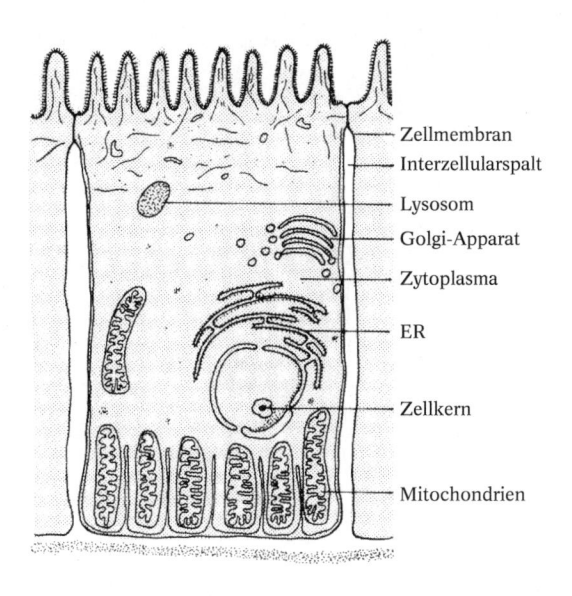

Abb. 1.4.2 Die Zelle

Frage 1.5   Lösung A

Kommentar:

Die glatte Muskulatur unterscheidet sich von der quergestreiften dadurch, daß sie nicht unserem Willen unterworfen ist.
In diesem Beispiel trifft dies auf Pkt. 2 + 3 zu. Die Skelettmuskulatur ist willkürlich innerviert, ansonsten hätte der Mensch keine Kontrolle über sein Handeln.
Der Herzmuskel stellt eine Eigenart unter der quergestreiften Muskulatur dar, da er viele Besonderheiten aufweist. **Abb. 1.5**

Jeder funktionsfähige Muskel ist nerval versorgt!

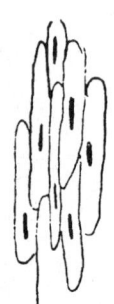

Glatte M.   Quergestreifte M.   Herzmuskulatur

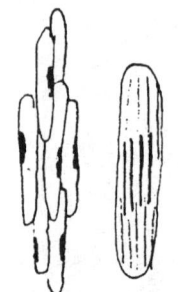

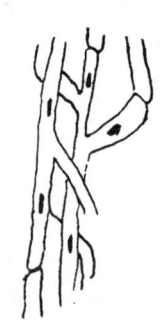

Abb. 1.5   Muskelfasern

Frage **1.6**   Lösung D

Kommentar:

Mehrschichtig unverhorntes Plattenepithel (PE) findet man u.a. in der Mundschleimhaut.
Übergangsepithel ist eine Sonderform des einschichtigen Zylinderepithels und kommt in der Blase vor.
Zylinderepithel mit Bürstensaum (Mikrovilli) tritt im Verdauungstrakt auf und ist nicht beweglich.
Flimmerepithel (respiratorisches Epithel) lokalisiert sich im Respirationstrakt. Die Flimmerhärchen besitzen wie die Muskeln Aktinfilamente, sind somit beweglich. Sie transportieren den aus den Becherzellen sezernierten Schleim rachenwärts und übernehmen Säuberungs- und Filterfunktionen. (Bei starken Rauchern verkleben die Flimmerhärchen und werden irreversibel geschädigt. Es erfolgt an diesen Stellen kein Schleimabtransport mehr, und der Raucher ist gezwungen, den Schleim abzuhusten – sog. Raucherhusten.)

Frage **1.7** Lösung D

Kommentar s. Kommentar zu Frage **1.1**!

Frage **1.8** Lösung B

Kommentar s. Kommentar zu Frage **1.5**!

Frage **1.9** Lösung D

Kommentar:

Reife Nervenzellen haben die *Möglichkeit zur Zellteilung* verloren. Sollte eine Nervenzelle einmal durchtrennt werden, so kann die Regeneration nur durch *Aussprossung* der durchtrennten Nervenfaser gelingen mit dem Ziel, die beiden Enden wieder zu verbinden. Diesen Mechanismus nennt man *Wallner-Regeneration*. **Abb. 1.9.1**.

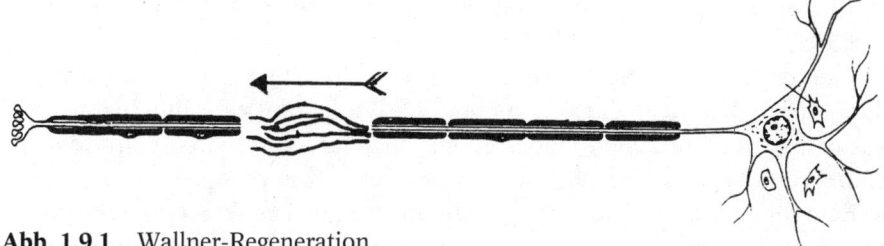

Abb. 1.9.1 Wallner-Regeneration

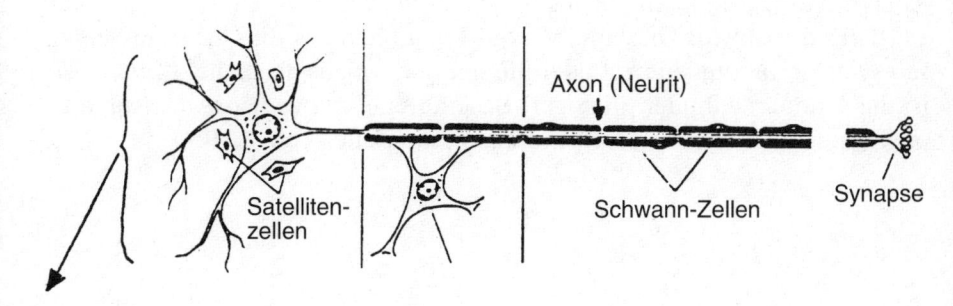

Abb. 1.9.2 Nervenzelle

Dendriten (Dendritenbaum) nehmen die Impulse durch *synaptische Übertragung* von anderen Nervenzellen auf und leiten sie weiter zum *Nervenzellkörper*. Hier werden die Impulse moduliert und über das *Axon* (Neuron, Neurit) in Form von *Aktionspotentialen* (AP) zur Synapse weitergeleitet. Jede Zelle besitzt viele Dendriten, aber nur ein Axon. (Abb. **1.9.2**)
Die AP kommen durch eine kurzweilige Umkehrung der Membranpolarität, also des Membranpotentials, zustande. Innerhalb von Millisekunden erhöht sich die Kaliumkonzentration im Extrazellulärraum und die Natriumkonzentration im Intrazellulärraum. Da die Wanderung von Impulsen unidirektional verläuft, unterscheidet man *afferente* (zum ZNS hin) und *efferente* (vom ZNS weg) Nervenfasern.
Transmitter werden in dem Kommentar von Frage 12 näher beschrieben.

Frage **1.10**   Lösung B

Kommentar:

Der Gasaustausch in der Lunge unterliegt dem bidirektionalen passiven Transport, also der *Diffusion*.
Osmose beschreibt die Diffusion durch eine semipermeable (halbdurchlässige) Membran.
Man kann sich diesen Sachverhalt mit einem einfachen Beispiel verdeutlichen: Man fülle Salz in einen feinstporigen Beutel und verschließe ihn. Legt man nun den Beutel in einen Eimer mit Wasser, so wird aufgrund des osmotischen Gradienten das Wasser von dem Salz angezogen. Da Wasser die Beutelmembran passieren kann (die Poren sind für Wassermoleküle groß genug), für Salz aber nicht, kommt es zu einem unidirektionalen Einstrom von Wasser in den Beutel.
Auch diese Begriffe könnten abgefragt werden:
Endo- und *Exozytose* beschreiben das Phänomen des Ein- bzw. Ausschleusens von Bestandteilen (fest oder flüssig) in bzw. aus der Zelle. *Pinozytose* ist die Aufnahme fluider (flüssiger) Bestandteile, *Phagozytose* die Aufnahme korpuskulärer (fester) Bestandteile in die Zelle. **Abb. 1.10**.

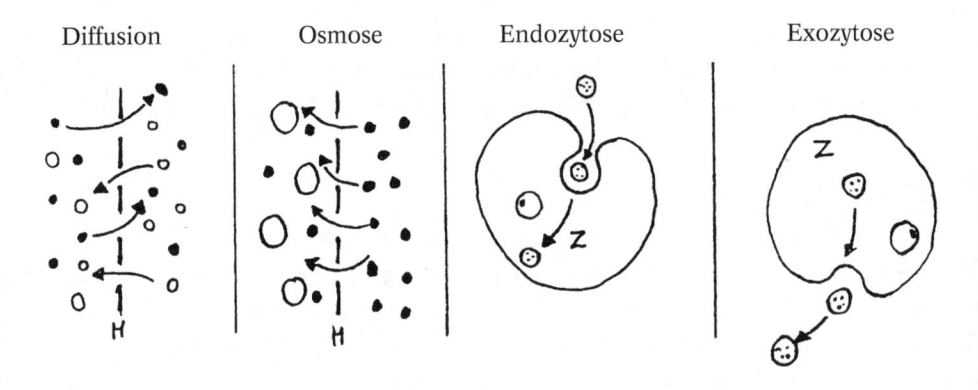

Abb. 1.10   Transportmechanismen in der Zelle
H = halbdurchlässige Membran; Z = Zelle

Frage 1.11   Lösung B

Kommentar:

Man unterscheidet inkretorische und exkretorische Drüsen.
Inkretorische (endokrine) Drüsen geben ihr Produkt nach innen ab, also in die Blutbahn. Diese Sekrete nennt man *Hormone*, z.B. Insulin.
Exkretorische (exokrine) Drüsen geben ihr Produkt nach außen ab: *Schweiß*, *Enzyme* für die Verdauung oder auch *Schleim*.
Die Faustregel sagt: Alle Drüsensekrete, die nicht ins Blut abgegeben werden, werden exokrin *sezerniert*.

Frage 1.12   Lösung B

Kommentar:

Die *Synapse* beschreibt den Ort der Erregungsübertragung von einer Nervenfaser auf die nächste. Die Erregung kann fortleitend oder hemmend sein (2).
Die Synapse besteht aus einer *präsynaptischen* und *postsynaptischen* Membran, zwischen denen sich der synaptische Spalt befindet.
Sinn der synaptischen Übertragung ist u.a. die Koordination von Reizen. Wenn z.B. alle Druckrezeptoren der Gesäßfläche ihre Reize ungehindert

zum ZNS weiterleiten würden, wäre unser Gehirn überfordert. Aus diesem Grund werden viele dieser Übertragungen gehemmt, so daß die wenigen fortgeleiteten ausreichen, dem ZNS mitzuteilen: Ich sitze auf meinem Hi... (Gesäß)!

Ablauf der synaptischen Übertragung
Das AP (Erregung) erreicht die Synapse. Hier werden jetzt Poren geöffnet, die Kalziumionen in die Synapse einströmen lassen und eine Ausschüttung von *Transmittern* aus den Vesikeln in den synaptischen Spalt bewirken. Der freigesetzte Transmitter setzt sich auf spezifische Rezeptoren der postsynaptischen Membran (nach dem »Schlüssel-Schloß-Prinzip«). Dieser erwirkt eine *Depolarisation* der Postsynapse und somit die Entstehung eines neuen AP, diesmal nur an der nächsten Nervenfaser. Jetzt wird auch dieses AP fortgeleitet bis zur nächsten Synapse, wo sich der Vorgang wiederholt.
Abb. 1.12.

Tabelle 1.12 Synaptische Überträgerstoffe und ihr Wirkungsort

Überträgerstoff	Wirkungsort
Azetylcholin	Sympathisches und parasympathisches Nervensystem
Dopamin	ZNS, α-Gefäßrezeptoren
Adrenalin	sympathisches NS,
Noradrenalin	α- und β-Gefäßrezeptoren
Glyzin	ZNS

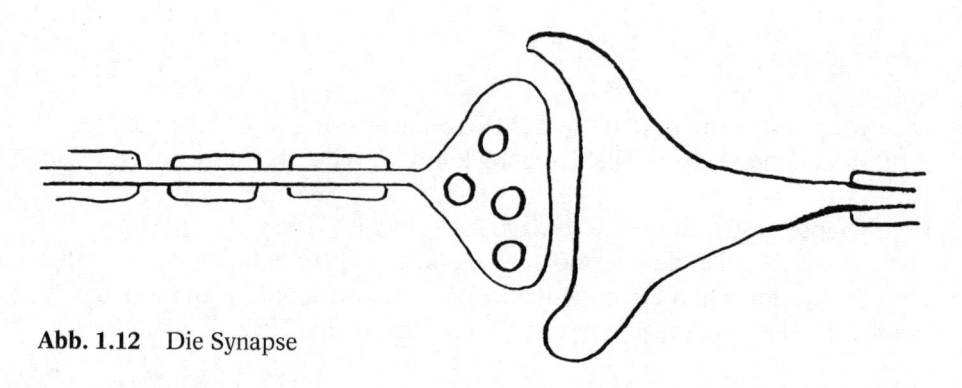

Abb. 1.12   Die Synapse

Frage **1.13**   Lösung D

Kommentar:

Man unterscheidet den einfachen *haploiden* Chromosomensatz mit 22 Autosomen und 1 Geschlechtschromosom. Zusammen besitzt ein haploider Chromosomensatz also 23 Chromosomen (Ei- oder Samen-Zelle). In der menschlichen Zelle liegen die Chromosomen in *diploider* Form vor, d.h. jedes Chromosom besitzt ein komplett identisches Spiegelbild. Der diploide Chromosomensatz umfaßt somit 46 Chromosomen (44 Autosomen und 2 Geschlechtschromosomen).

Frage **1.14**   Lösung C

Kommentar s. Kommentar zu Frage **1.4**!

Lösung zu Frage **1.15**:

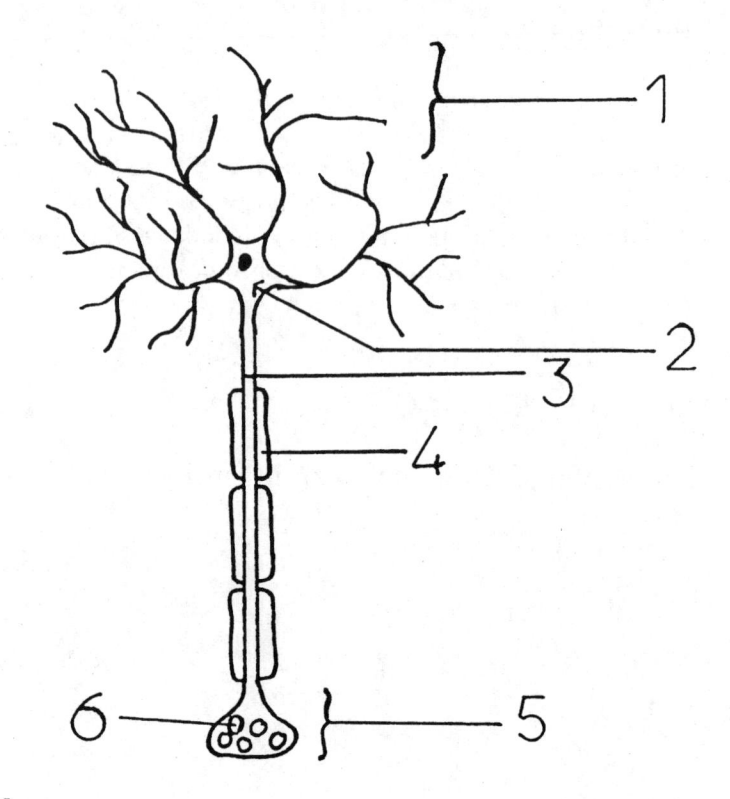

Abb. 1.15 Der Nerv

1. Dendriten (Dendritenbaum)

2. Nervenzellkörper

3. Axon = Neurit

4. Schwann-Scheide (Myelinschicht)

5. Synapse

6. Transmittervesikel

Lösung zu Frage **1.16**:

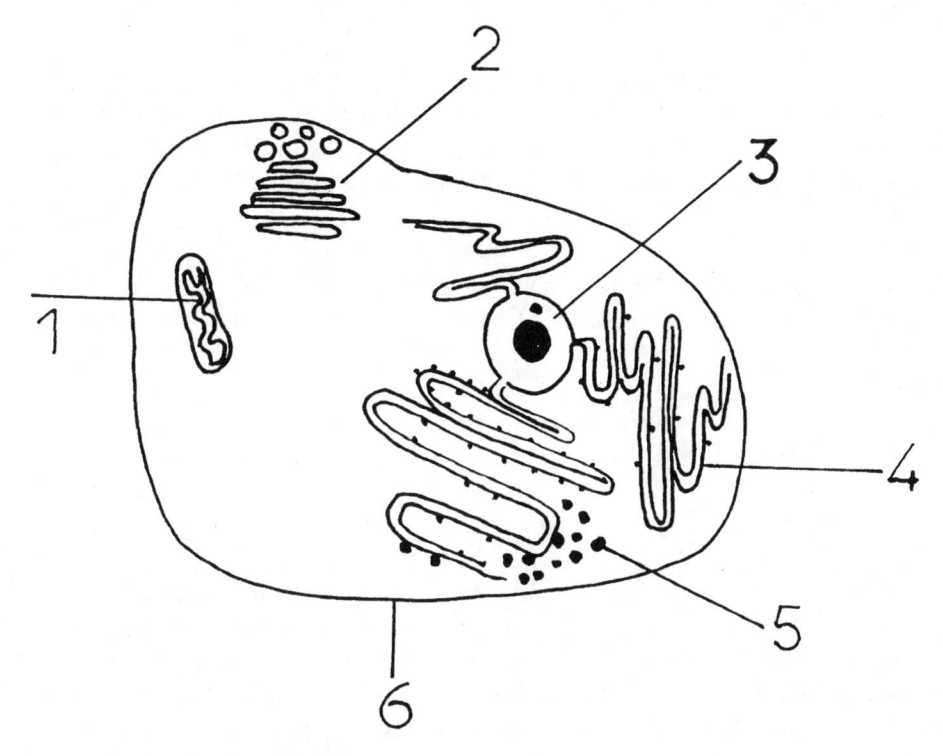

Abb. 1.16   Das Zellinnere

1. Mitochondrien
2. Golgi-Apparat
3. Zellkern
4. endoplasmatisches Retikulum
5. Ribosomen
6. Zellmembran

Frage **1.17**   Lösung D

Kommentar:

Die DNS ist Bestandteil jedes Zellkerns. Die hier gespeicherte Erbinformation wird von den verschiedenen Organen in verschiedenen Qualitäten abgerufen. Die Augenfarbe z.B. wird bestimmt nicht von der Bauchspeicheldrüse ausgehend abgefragt; diese verlangt vielmehr eine genaue Information über den Bau des Organs.
Die Gentechnologie vermag sogar darüber Auskunft zu geben, ob ein Erbfehler weitervererbt wurde, indem man einfach Zellen der Mundschleimhaut entnimmt und untersucht. Die DNS ist in allen Körperzellen also gleich aufgebaut.

Frage **1.18**   Lösung B

Kommentar:

Die glatte Muskulatur unterscheidet sich von der quergestreiften u.a. dadurch, daß sie unwillkürlich innerviert ist. So kann der Mensch die Magen-Darm-Tätigkeit nicht seinem Willen unterwerfen, wohl aber bestimmt er die Bewegung seiner Extremitäten (Skelettmuskulatur), die aus quergestreifter Muskulatur bestehen (A/C).
Bei der glatten Muskulatur sind die typischen Aktin-Myosin-Filamente nicht regelmäßig angeordnet. Glatte Muskelzellen verkürzen sich durch ein Quer- und Übereinandergleiten ihrer Myofilamente. Die Filamentverschiebung und die Spaltung des ATP erfolgt jedoch 100- bis 1000mal langsamer als bei quergestreiften Muskeln. Infolgedessen sind glatte Muskeln besonders geeignet für unermüdliche, energiesparende Halteleistung. Zudem verbraucht die glatte Muskulatur bei gleicher Kontraktionsspannung ca. 100- bis 500mal weniger Sauerstoff (B).
Dies erklärt dann natürlich auch die etwas langsamere Kontraktionsgeschwindigkeit der glatten Muskulatur (D).

Frage **1.19** Lösung B

Kommentar:

Dieses Faktum sollte man sich einfach merken. Ich bin der Meinung, daß Krankenpflegepersonal nicht auswendig lernen muß, wie groß die einzelnen Zellen sind.

Frage **1.20** Lösung D

Kommentar:

Die intra- und extrazellulären Elektrolytverhältnisse des menschlichen Körpers sind die Voraussetzung für unsere Existenz.
Die wichtigsten Elektrolyte sind wohl Natrium und Kalium. Hier müssen nicht nur der Arzt, sondern auch das Pflegepersonal wissen, welche Konzentrationen wo herrschen:

Intrazellulär		Extrazellulär (Serum)	
Ca^{++}		2,15–2,75	mmol/l
Na^+	5 mmol/l	135–150	mmol/l
Cl^-		98–112	mmol/l
K^+	135 mmol/l	3,5–5,5	mmol/l
Mg^{++}		0,66–0,91	mmol/l

Schwankungen im Natrium-Kalium-Verhältnis können zu osmotischen Veränderungen und zu Irritationen der Erregungsleitung führen, die sich in Krämpfen und Herzrhythmusstörungen äußern.

Frage **1.21** Lösung D

Frage 1.22 Lösung B

Gemeinsamer Kommentar:

Nicht alle Zellen werden gleich alt. So leben Darmepithelzellen nur ca. 48 Stunden, während die Nervenzellen so alt sind wie unser Organismus!

Zellzyklus

G1-Phase. Die neu entstandene Zelle wächst zur festgelegten Größe heran und synthetisiert ihre eigenen Zellorganellen. In dieser unterschiedlich lang dauernden Phase bereitet sich die Zelle auch schon auf die Zellteilung vor.
S-Phase. Das genetische Material wird verdoppelt, es entstehen 2 Chromatiden pro Chromosom. Nach ca. 7 Stunden beginnt die *G2-Phase*. Sie dauert ungefähr 3 Stunden und bereitet die Mitose vor.
M-Phase. In der Mitosephase zerfallen viele Organellen, die Mitochondrien jedoch überleben. Sie liefern nämlich die benötigte Energie. Nach der Mitose werden in der G1-Phase die verlorenen Organellen neugebildet.
Interphase. Diese Phase beschreibt den Zeitraum zwischen 2 Mitosen und symbolisiert die »Arbeitsphase« der Zelle.

Klinischer Hinweis: In der Zytostatikatherapie versucht man die Zellen in der S-Phase anzugreifen, da hier die Empfindlichkeit am größten ist. Die geringste Chance auf Zerstörung haben die Zellen in der G0-Phase, hier befindet sich die Zelle in der Ruhephase.

Mitosestadien

Ziel der Mitose ist die erbgleiche Verteilung des Genmaterials auf die beiden Tochterzellen.

Prophase: In dieser bis zu 4 Stunden dauernden Phase lösen sich die Arbeitsstrukturen der Zelle auf, die Chromosomen im Zellkern verdichten sich und werden sichtbar.
Metaphase: Innerhalb dieser 10minütigen Phase ordnen sich die Chromosomen mit Hilfe des Spindelapparats in der Äquatorialebene an.
Anaphase: Die Chromosomenhälften werden zu den jeweilig entgegengesetzt gelagerten Polen gezogen, während sich die Zelle in der Länge streckt.
Telophase: An den Polen angekommen, entspiralisieren sich die Chromosomen wieder, und die Zelle teilt sich.

(An dieser Stelle jetzt noch die Meiose zu erläutern, würde den Rahmen sprengen. Trotzdem möchte ich Ihnen zur Vorbereitung auf Ihr Examen die genaue Studie der Meiose empfehlen – denn warum sollte diese nicht als nächstes gefragt werden?)

Frage 1.23   Lösung B

Kommentar:

Die Chromosomen tragen die Gene. Gene sind die Abschnitte der einzelnen Informationen. Da die normalen Zellen einen diploiden Chromosomensatz haben, kann nur Lösung B richtig sein.

Frage 1.24   Lösung C

Kommentar:

Einschichtiges Plattenepithel, auch Endothel genannt, befindet sich besonders in Gefäßwänden, im Herzen (Endokard), an der Pleura und im Peritoneum (C). Das Endothel ist die dünnste bekannte Zellschicht und erlaubt den Vorgang der Osmose und Diffusion.
Die Speiseröhre (A) und die Mundschleimhaut (D) ist mit mehrschichtigem unverhorntem Plattenepithel ausgekleidet, um auch der mechanischen Beanspruchung standzuhalten.
Der Harnleiter (B) ist – wie fast alle harnleitenden Organe – mit einem spezifischen Zylinderepithel ausgekleidet, dem Übergangsepithel.

Frage 1.25   Lösung D

Kommentar:

Man unterscheidet zwei Grundarten von Drüsen:
Die *exokrinen Drüsen* geben ihr Sekret an die Peripherie ab: z.B. die Speicheldrüse (A) in die Mundhöhle, die Tränendrüse (B) an die Augenoberfläche, die Milchdrüse (C) dem Säugling und die Vorsteherdrüse (E) (Prostata) in die Harn-Samen-Röhre.

Die Schilddrüse entwickelt spezielle Hormone (T3 und T4), die *ins Blut* abgegeben werden. Definitionsgemäß nennt man solche Drüsen *endokrin*. Hierzu gehören auch Pankreas, Nebennieren, Nebenschilddrüse, Hypophyse, u.a.

Frage **1.26**   Lösung A

Kommentar s. auch Kommentar zu Frage **1.6** und **1.24**

Frage **1.27**   Lösung C

Kommentar:

Als nicht lebende Substanzen bezeichnet man Zellorganellen, die keine Erbinformation besitzen.
Mitochondrien enthalten sowohl RNS als auch DNS. Ribosomen bestehen zu 40% aus RNS und zu 60% aus Proteinen. Diese beiden Zellorganellen gehören also zu den lebenden Zellorganellen.
Eiweißpigmente, Glykogen und Lipoide sind Stoffwechselprodukte und üben keine aktive Aufgabe im Zellverband aus.

Frage **1.28**   Lösung D

Kommentar:

Diese vom Prüfungsausschuß genannte Lösung scheint mir doch etwas unvollständig zu sein.
Eben haben wir noch festgestellt, daß Mitochondrien sowohl RNS als auch DNS enthalten – hier wird die Antwort 3 gar nicht erst mit in die Lösung einbezogen.
Meiner Meinung nach müßten somit die Antwortmöglichkeiten B und C ebenfalls als richtig gewertet werden!
Den Kommentar zu dieser Frage erlesen Sie bitte dem Kommentar zu Frage **1.4**.

Frage **1.29** Lösung D

Kommentar:

Die Silbe *Myo-* ist immer ein Hinweis auf Muskelgewebe! Muskelgewebe besteht aus hochdifferenzierten, langgestreckten Zellen, die in ihrem Zytoplasma als charakteristische Struktur kontraktile Eiweißfibrillen *(Myofibrillen)* enthalten. Außerdem verfügen sie über Myoglobin, das die typische rote Muskelfarbe hervorruft. Bei den Myofibrillen handelt es sich um in Längsrichtung der Zelle verlaufende zylindrische Fibrillen, die lichtmikroskopisch darstellbar sind. Aufgebaut sind sie aus dicken und dünnen *Myofilamenten*, dem Myosin und Aktin.
Eine charakteristische Anordnung von Aktin und Myosin befähigt den Muskel dazu, sich unter Energieaufwand zu verkürzen (kontrahieren). Die regelmäßige Anordnung der Aktin-Myosin-Streifen ruft in den Myofibrillen eine Periodizität hervor. Eine Periode reicht von einem Z-Streifen zum folgenden und wird als *Sarkomer* bezeichnet. **Abb. 1.29**.

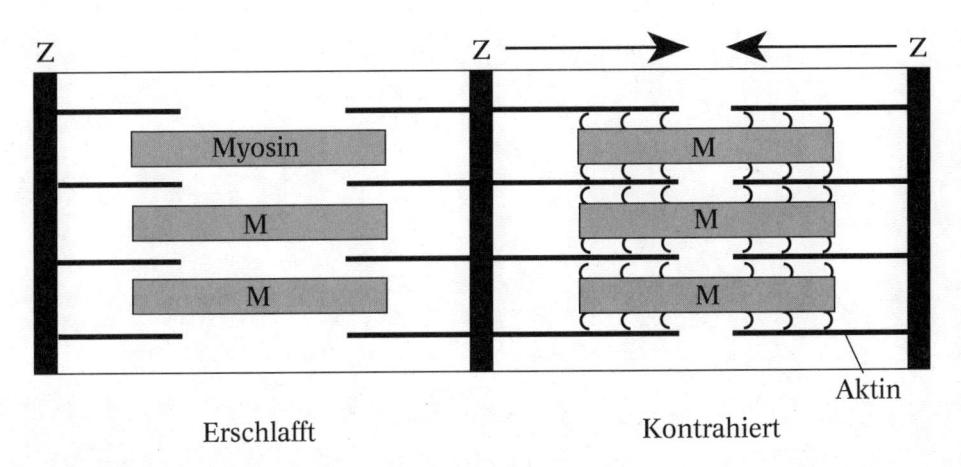

Abb. 1.29 Sarkomere

Frage 1.30 Lösung C

Kommentar:

Lymphatische Organe und das Knochenmark werden hauptsächlich durch retikuläres Bindegewebe charakterisiert.
Dieses besteht aus Retikulumzellen und retikulären Fasern.
Die retikulären Fasern bilden ein feines Maschenwerk und lagern sich teilweise um die Retikulumzellen. Sie sind geringfügig dehnbar und biegungselastisch.
Folgende Beispiele für die anderen 3 Bindegewebsarten sollte man sich für die Zukunft vorsorglich noch merken:
1. straffes BG – Organkapseln; Korium der Haut
2. lockeres BG – Fettgewebe
3. elastisches BG – Aorta, Bänder

2 Skelett und Muskulatur

Frage **2.1**   Lösung C

Kommentar:

Das Pars petrosa ossis temporalis (Felsenbein) ist nur am eröffneten Schädel zu erkennen. Es besitzt die Form einer Pyramide und zieht von dorsal lateral nach ventral medial.
Im Felsenbein befindet sich die Eintrittsöffnung für den VIII. Hirnnerven, den N. vestibulocochlearis, welcher Gehör (Kochlea) und Gleichgewichtsorgan (Vestibularis) versorgt.

Frage **2.2**   Lösung C

Kommentar:

Diese Aufgabe ist leicht zu lösen, wenn man weiß, daß das Schultergelenk dreiachsig ist. So kommt nämlich nur eine Antwort in Frage.
Das Schultergelenk läßt sich in den drei Grundebenen bewegen: Saggital-, Frontal-, Transversalebene.
Das Handgelenk (Radius, Ulna, prox. Handwurzelknochen) besitzt die Form eines Eigelenkes, welches bekanntlich einen Freiheitsgrad in zwei Ebenen hat.
Das obere Sprunggelenk (Tibia, Fibula, Talus [Sprungbein]) hat die Form eines Scharniergelenks – es kann nur die Bewegung der Flexion und Extension ausführen und ist somit einachsig.

Frage **2.3**   Lösung C

Kommentar:

Der *Röhrenknochen* entsteht durch *chondrale Ossifikation* und wird gegliedert in *Diaphyse* und Epiphyse.

Zwischen diesen beiden Anteilen befindet sich die *Epiphysenfuge*, eine knorplige Schicht, die mit der Zeit verknöchert.
In dieser Zone findet das *Längenwachstum* der Knochen statt, welches bis zum 21. Lebensjahr abgeschlossen ist. Nach der Verknöcherung kann man nur noch eine schmale auffällige Saumleiste erkennen. **Abb. 2.3.1**.
Besonders gut bildet sich die Epiphysenfuge im Röntgenbild von jugendlichen Knochen ab. **Abb. 2.3.2**.
Das *Dickenwachstum* findet an der *Diaphyse* statt.

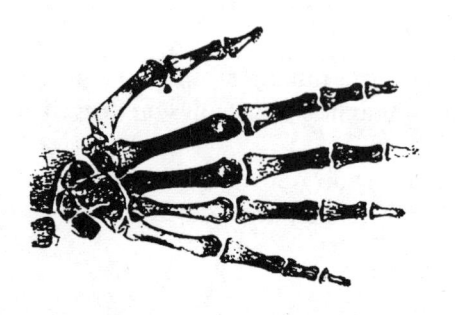

Abb. 2.3.1   Erwachsene Hand 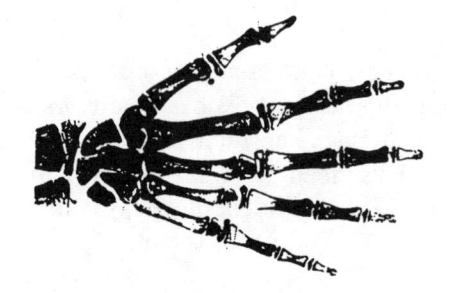   **Abb. 2.3.2**   Jugendliche Hand

Frage **2.4**   Lösung B

Kommentar:

Das *Sesambein* ist definiert als freischwebender Knochen ohne gelenkige Verbindung zu einem anderen (Patella).
Für die Handwurzelknochen gibt es einen sehr einprägsamen Spruch:
»Es fährt ein Kahn im Mondenschein im Dreieck übers Erbsenbein (proximale Handwurzelreihe) –
Vieleck groß, Vieleck klein, am Kopf, da muß der Haken sein (distale Handwurzelreihe).«
Die Fußwurzelknochen seien hier noch einmal erwähnt:
Talus (Sprungbein), Kalkaneus (Fersenbein), Os cuboideum (Würfelbein), Os naviculare (Kahnbein), Os cuneiforme mediale, intermedium, laterale (3 Keilbeine).

Frage **2.5** Lösung C

Kommentar:

Zur Orientierung der Krümmung der WS führte man eine spezielle Nomenklatur ein.
Hier eine kleine Eselsbrücke:
Die *L*endenwirbelsäule beschreibt eine *L*ordose – also eine Krümmung der WS nach ventral. (Man merke sich: *L – L*.)
Wenn man von der *L*endenwirbel-*L*ordose ausgeht, so ist die Brustwirbelsäule entgegengesetzt gekrümmt, also wie eine Kyphose (Krümmung nach dorsal). Die HWS ist wieder eine Lordose.
Eine seitliche Verschiebung der WS bezeichnet man als *S*koliose (merke *S – S*).

Frage **2.6** Lösung D

Kommentar s. Kommentar zu Frage **2.4**!

Frage **2.7** Lösung B

Kommentar s. Kommentar zu Frage **1.1**!

Frage **2.8** Lösung A

Kommentar:

Die Begriffe der Lordose, Kyphose und Skoliose sind im Kommentar der Frage **2.5** beschrieben.
Einige Prüflinge werden nun vor der Entscheidung stehen, zwischen den Antworten A und D zu wählen.
Auch Antwort D ist richtig, aber nicht unter dieser Fragestellung. Denn die Rippen charakterisieren den Brustkorb (Thorax) und nicht die Wirbelsäule!

Frage 2.9   Lösung C

Kommentar:

Der Fuß besitzt zwei Sprunggelenke: Ein bewegliches oberes und ein eher starres unteres.
Das obere Sprunggelenk bezeichnet ein Scharniergelenk und wird gebildet durch Tibia (Schienbein) und Fibula (Wadenbein). Diese beiden Knochen bilden gleichzeitig die sogenannte *Malleolengabel* sowie das Sprungbein (Talus).
Das untere Sprunggelenk ist durch den straffen Bandapparat eher unbeweglich und setzt sich aus dem Sprungbein (Talus), dem Fersenbein (Kalkaneus) und dem Kahnbein (Os naviculare) zusammen.
Um sich die Gelenke zu verdeutlichen, sollte man immer eine Abbildung hinzuziehen.

Frage 2.10   Lösung D

Kommentar:

Vorsicht! Dies ist eine verneinende Frage.
Rotes Knochenmark befindet sich in den *platten Knochen*, die durch *desmale Ossifikation* entstanden sind. Auch in den Epiphysen der Röhrenknochen kann man rotes Knochenmark erkennen, dies macht jedoch einen unbedeutenden Teil aus.
Lösung A, B, E sind typische Beispiele für platte Knochen. (Vielleicht hörten Sie schon mal etwas von der *Sternalpunktion*.)
Aber auch im Wirbelkörper kommt in bedeutender Menge rotes Knochenmark vor. Dies sollte man sich merken, denn danach wird öfters in Examina gefragt!

Frage **2.11**   Lösung C

Kommentar:

Diese Frage zielt auf die Anatomie des Schädels ab.
Erklären kann man hier wenig, doch in Kombination mit einer Abbildung über den Schädel kann man sich die unten aufgeführte Liste einprägen:

Gesichtsschädel:
Os frontale (Stirnbein)
Os nasale (Nasenbein)
Os zygomaticum (Jochbein)
Maxilla (Oberkiefer)
Mandibula (Unterkiefer)

Schädelkalotte:
Os frontale (Stirnbein)
Os parietale (Scheitelbein)
Os temporale (Schläfenbein)
Os occipitale (Hinterhauptsbein)

Schädelbasis:
Os occipitale (Hinterhauptsbein)
Os temporale (Schläfenbein)
Os sphenoidale (Keilbein, Wespenbein)

Frage **2.12**   Lösung C

Kommentar:

In der nachstehend angeführten Liste sind die 6 Grundgelenkformen und jeweilige Beispiele aufgelistet.
Zu diesem Thema werden in mindestens jedem zweiten Examen Fragen gestellt!

Grundgelenkformen (?-achsig): Beispiel:

Kugelgelenk (3)	Hüftgelenk
	Schultergelenk
Eigelenk (2)	Handgelenk
	Atlantookzipitalgelenk
	Fingergelenk
Sattelgelenk (2)	Daumengrundgelenk
	[immer gern gefragt!]
Scharniergelenk (1)	Ellbogengelenk
	oberes Sprunggelenk
	Kniegelenk
Radgelenk (1)	Radioulnargelenk
	Atlantoaxialgelenk
	[»dens axis«!]
Plattes Gelenk	Wirbelgelenke

Frage **2.13**   Lösung C

Kommentar:

Man unterscheidet drei Abschnitte beim Ohr:
1. Der *äußere Gehörgang*. Die Grenze zum Mittelohr bildet hier das Trommelfell;
2. das *Mittelohr*, auch Paukenhöhle genannt, beherbergt die sog. Mittelohrknochen: Hammer, Amboß, Steigbügel;
3. das *Innenohr*, in dem sich das eigentliche Gehör- und Gleichgewichtsorgan befinden. **Abb. 2.13**.

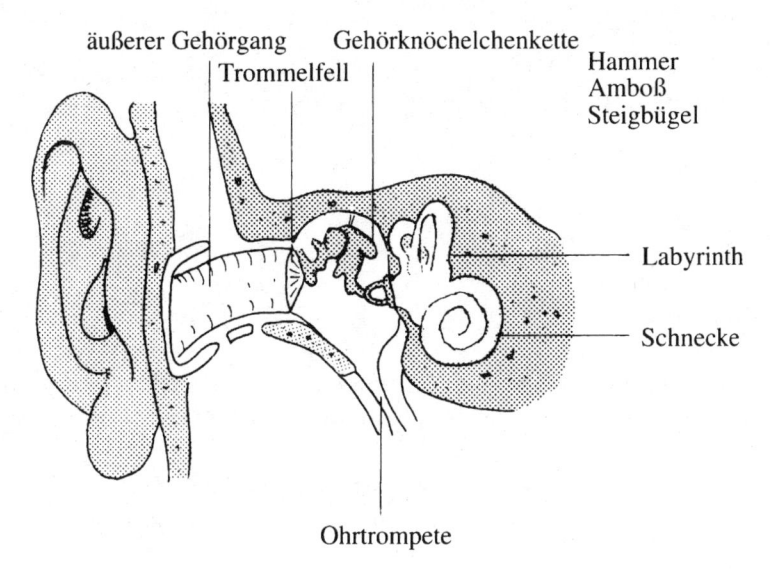

Abb. 2.13 Das Ohr

Frage **2.14**   Lösung D

Kommentar s. Kommentar zu Frage **2.3**!

Frage **2.15**   Lösung C

Kommentar:

Der *Trochanter minor* befindet sich am Femur und ist Ansatzstelle von bestimmten Muskeln.
Diesen Knochenpunkt kann man im Gegensatz zum *Trochanter major* nicht tasten (s. auch Kommentar Frage **2.21**).

Frage **2.16**   Lösung D

Kommentar s. Kommentar zu Frage **2.4**!

Frage **2.17** Lösung B

Kommentar s. Kommentar zu Frage **2.4**!

Frage **2.18** Lösung B

Kommentar:

Platte Knochen unterliegen der *desmalen Ossifikation*. Diese Knochenentwicklung überspringt im Gegensatz zur *chondralen Ossifikation* die knorplige Zwischenstufe.
In den platten Knochen (Sternum, Darmbeinschaufel, Hirnschädelknochen) befindet sich das rote Knochenmark (Blutbildungsstätte).
Sollte z.B. ein pathologisches Blutbild festgestellt werden, so wird für die Ausschlußdiagnostik eine *Sternalpunktion* vorgenommen, um die Stammzellen der Blutkörper zu untersuchen.
Die anderen aufgeführten Knochen stellen Röhrenknochen dar, wobei sich auch in den Wirbelknochen unbedeutend viel rotes Knochenmark befindet.

Frage **2.19** Lösung E

Kommentar:

Die unter 1 bis 4 aufgeführten Bestandteile sind bei jedem echten Gelenk enthalten und ermöglichen eine freie Bewegung.
Nun fragt man sich, was *unechte Gelenke* sind. Unechte Gelenke haben denselben Aufbau wie die echten mit der Auflage, daß sie unbeweglich sind, z.B. verursacht durch einen sehr straffen Bandapparat (Symphyse, Iliosakralgelenk u.a.).

Frage **2.20** Lösung C

Kommentar:

Im Endstadium der *chondralen Ossifikation* erwirken die Osteoklasten die Bildung der Markhöhle, welche natürlich nicht ganz hohl ist, sondern noch eine *stützende* Gerüststruktur in sich birgt. Diese Gerüststruktur richtet sich nach Belastungszonen aus, und es entstehen sog. *Trabekel*. Diese kann man sehr schön an einem zersägten Präparat erkennen.
Lamellen (B) umschließen die *Havers-Kanäle*, in denen sich längs im Knocheninnern Blutgefäße befinden. Um eine Verbindung zur Außenwelt (Periost) zu bekommen, wachsen während der Knochenentwicklung transversal Blutgefäße in den Knochen ein. Diese befinden sich dann in den *Volkmann-Kanälen* (**Abb. 2.20**).

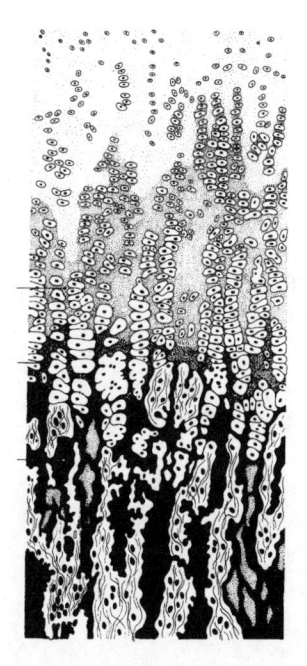

Abb. 2.20 Die Knochenentwicklung

Lösung zu Frage **2.21**:

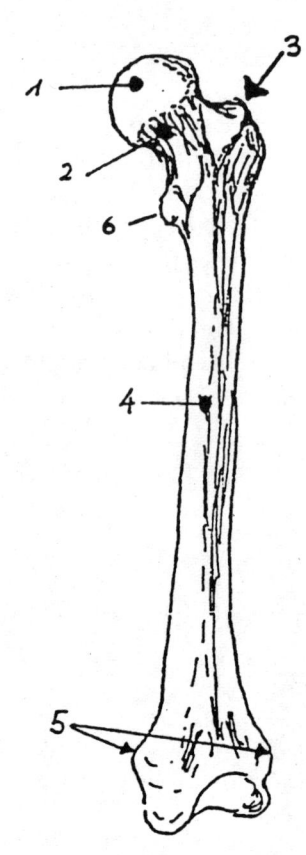

Abb. 2.21 Der Oberschenkelknochen

1. Caput femoris (Oberschenkelkopf)

2. Collum femoris (Oberschenkelhals)

3. Trochanter major (großer Rollhügel)

4. Linea aspera (rauhe Linie) oder Corpus femoris

5. Epicondylus femoris (Gelenkknorren)

6. Trochanter minor (kleiner Rollhügel)

Lösung zu Frage 2.22:

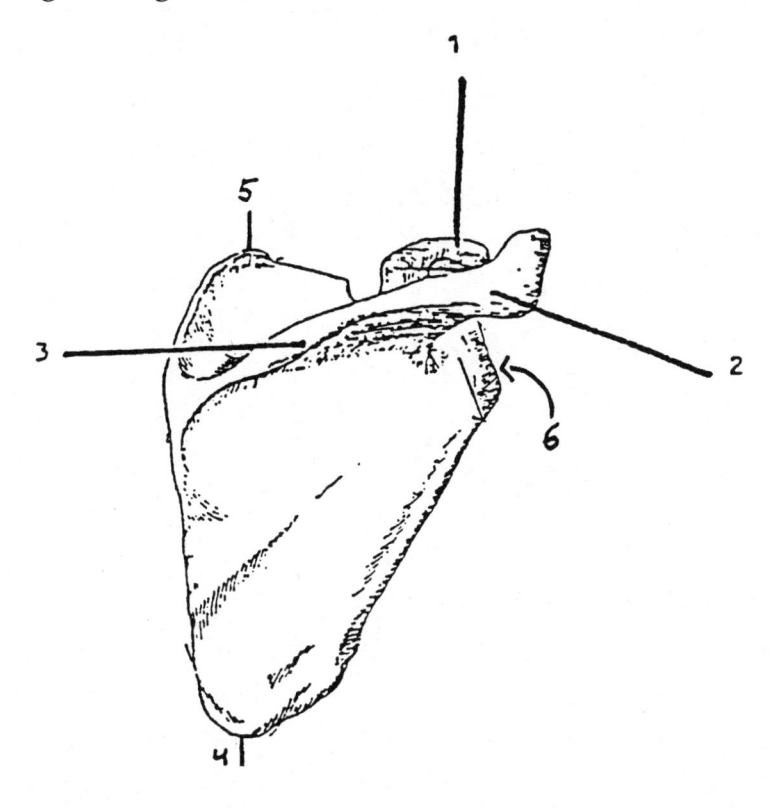

Abb. 2.22 Das Schulterblatt (Scapula)

1. Processus coracoideus (Rabenschnabelfortsatz)

2. Acromion (Schulterhöhe)

3. Spina scapulae (Schulterblattgräte)

4. Angulus inferior (unterer Winkel)

5. Angulus superior (oberer Winkel)

6. Gelenkfläche für den Humerus (Oberarmknochen)

Lösung zu Frage **2.23**:

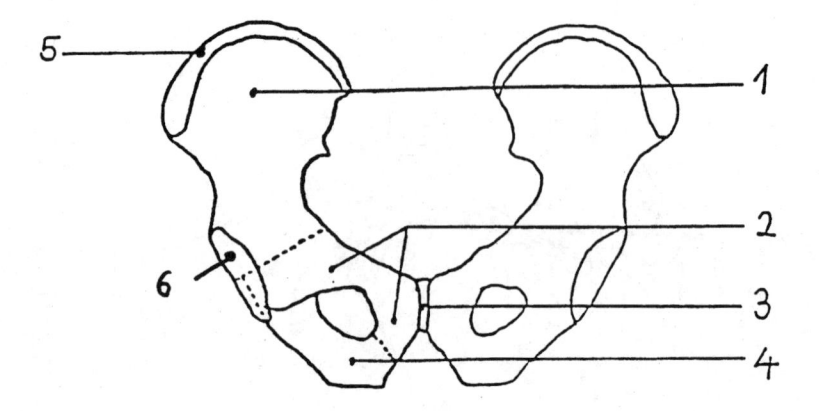

Abb. 2.23 Das knöcherne Becken

1. Os ilium (Darmbein)

2. Os pubis (Schambein)

3. Symphysis pubica (Schambeinfuge)

4. Os ischii (Sitzbein)

5. Crista iliaca (Darmbeinkamm)

6. Gelenkfläche für den Femur (Oberschenkelknochen)

Lösung zu Frage **2.24**:

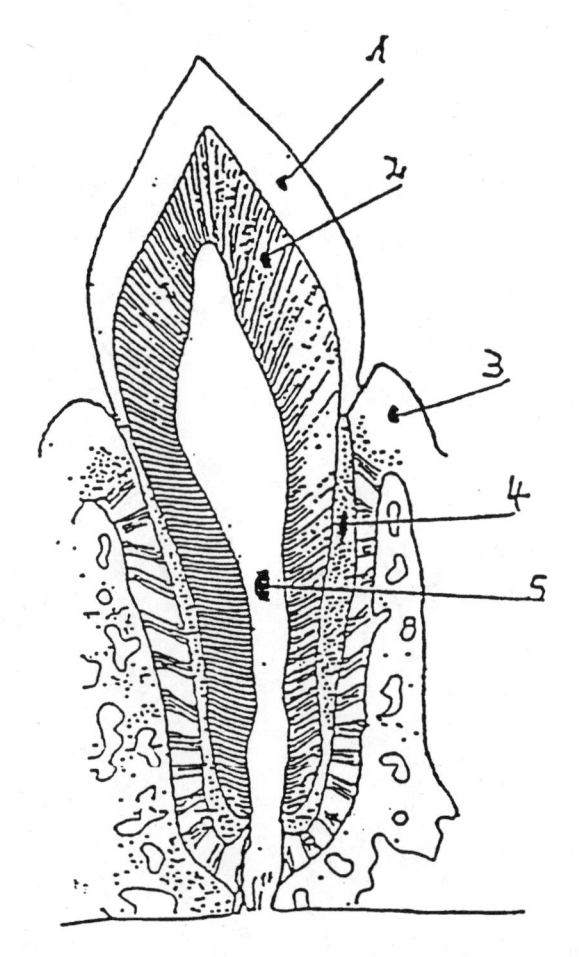

Abb. 2.24 Der Zahn

1. Schmelz

2. Dentin

3. Zahnfleisch

4. Zement

5. Pulpa

Lösung zu Frage **2.25**:

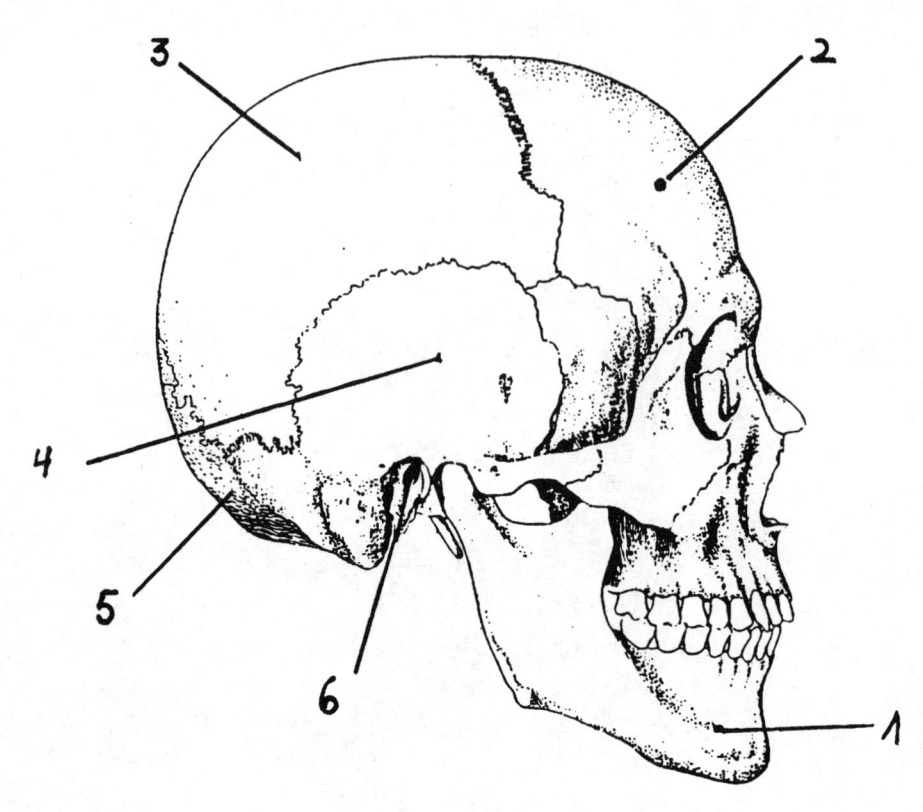

Abb. 2.25 Der knöcherne Schädel

1. Mandibula (Unterkiefer)

2. Os frontale (Stirnbein)

3. Os parietale (Scheitelbein)

4. Os temporale (Schläfenbein)

5. Os occipitale (Hinterhauptsbein)

6. äußerer Gehörgang

Lösung zu Frage 2.26:

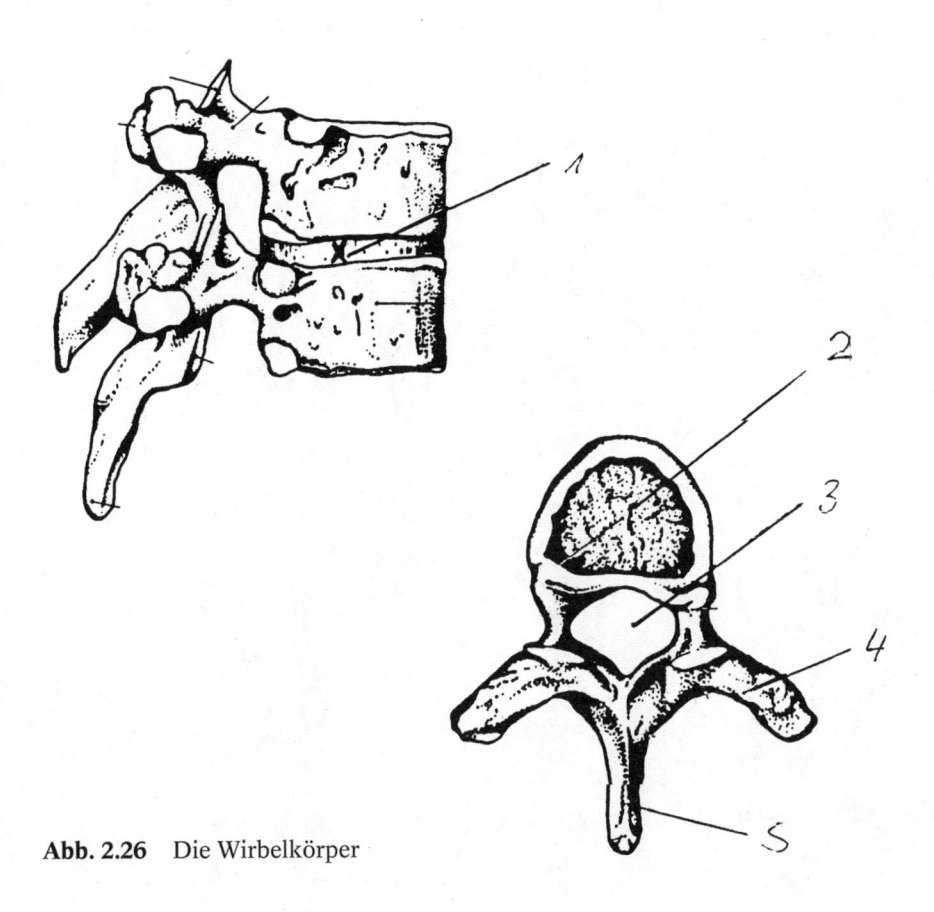

Abb. 2.26 Die Wirbelkörper

1. Zwischenwirbelscheibe (Discus intervertebralis)
2. Wirbelkörper (Corpus vertebralis)
3. Wirbelloch (Foramen intervertebrale)
4. Seitenfortsatz (Processus transversus)
5. Dornfortsatz (Processus spinosus)

Lösung zu Frage **2.27**:

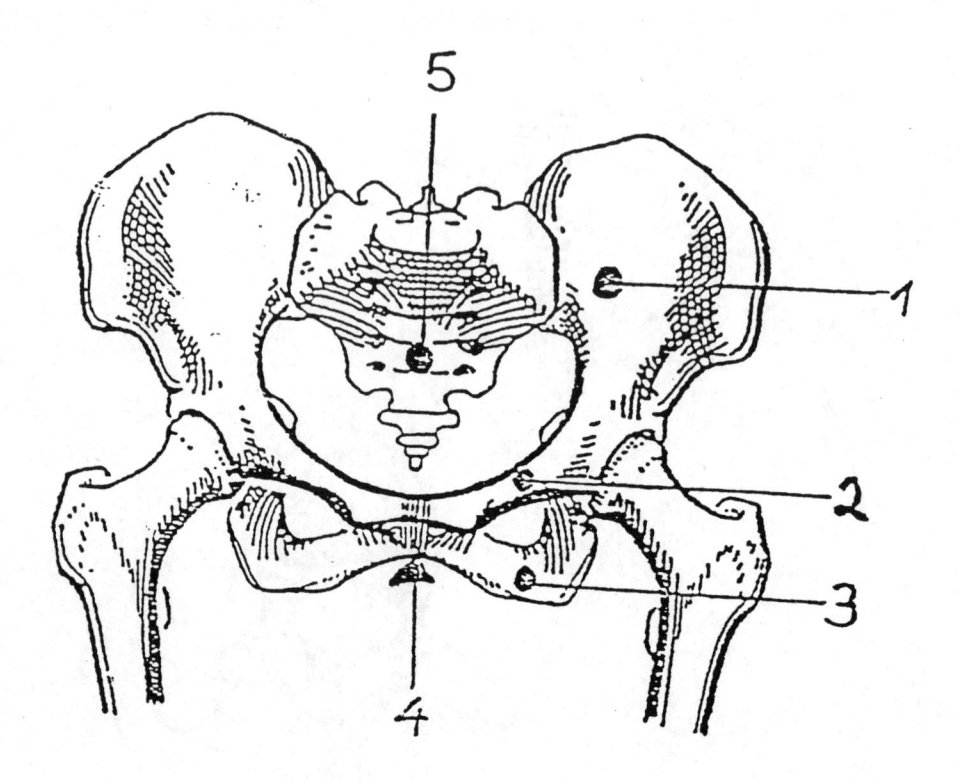

Abb. 2.27 Das knöcherne Becken

1. Os ilium (Darmbein)

2. Os pubis (Schambein)

3. Os ischii (Sitzbein)

4. Symphysis pubica (Schambeinfuge)

5. Os sacrum (Kreuzbein)

Lösung zu Frage **2.28**:

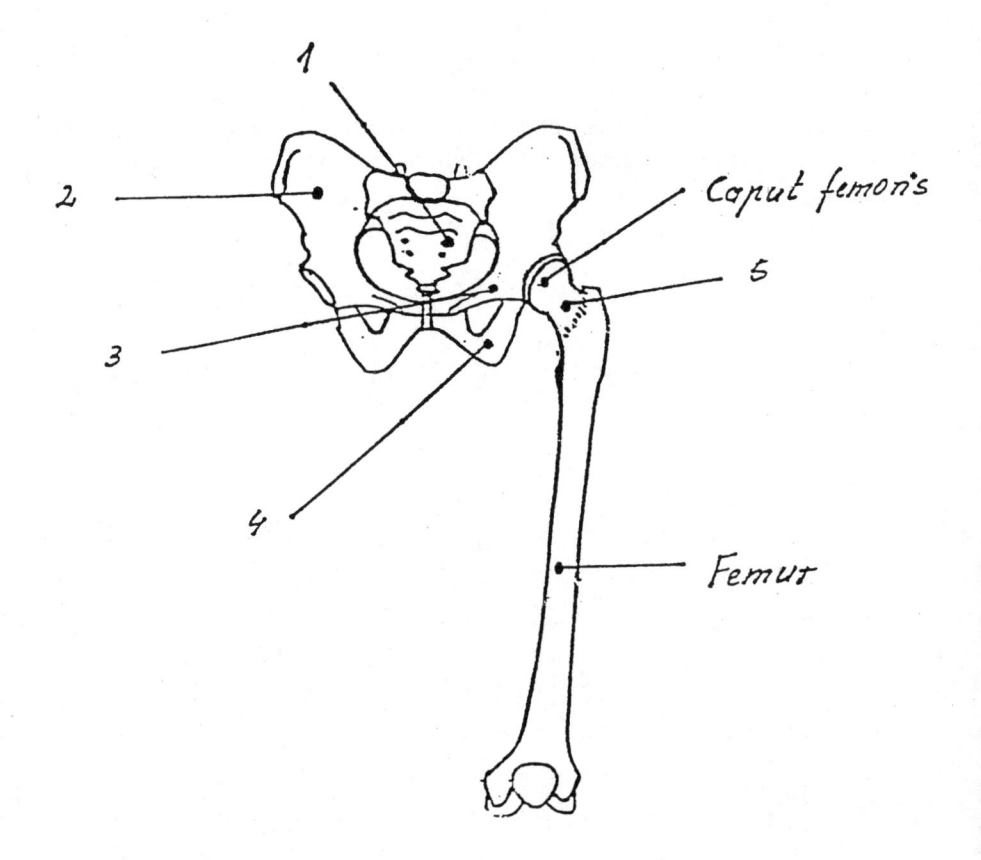

Abb. 2.28 Becken- und Oberschenkelknochen

1. Os sacrum (Kreuzbein)
2. Os ilium (Darmbein)
3. Os pubis (Schambein)
4. Os ischii (Sitzbein)
5. Collum femoris (Oberschenkelhals)

Frage 2.29 Lösung C

Kommentar:

Diese rein anatomische Frage ist am besten an der unten stehenden Skizze zu erläutern. Prägen Sie sich diese Strichzeichnung ein und versuchen Sie, diese frei nachzumalen. Ohne optisches Vorstellungsvermögen kann man sich die ganzen anatomisch topographischen Aspekte nicht merken!
Abb. 2.29.

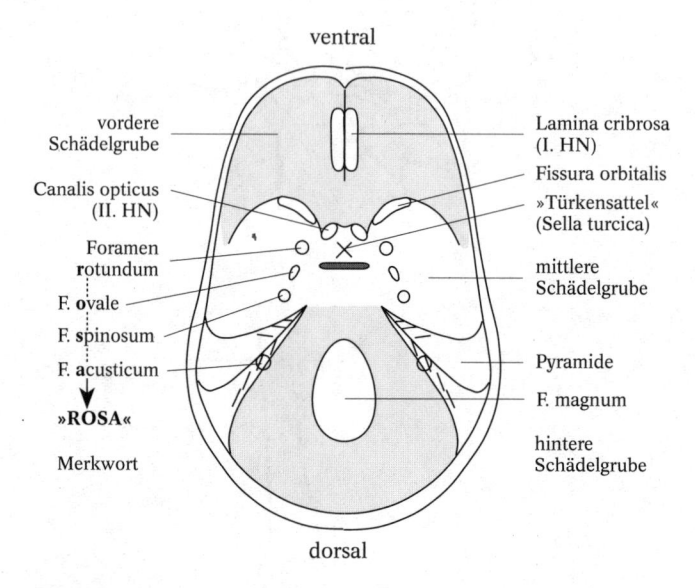

Abb. 2.29   Schädelbasis

Frage 2.30 Lösung C

Frage 2.31 Lösung B

Kommentar s. Kommentar zu Frage **2.12**!

Frage 2.32 Lösung C

Kommentar:

Der Musculus iliopsoas setzt sich zusammen aus dem *M. iliacus* und dem *M. psoas*, die sich erst oberhalb des Leistenbands zu einem gemeinsamen Muskel vereinigen. Dieser Muskel ist mit dem M. rectus des Oberschenkels der effizienteste Beuger im Hüftgelenk.
Der M. psoas findet seinen *Ursprung* am 12. BWK und 1.–4. LWK, der M. iliacus entspringt in der Fossa iliaca.
Der *Ansatz* des M. psoas ist der Trochanter minor femoris, der des M. iliacus ist der Trochanter major femoris.
Innerviert vom Plexus lumbalis, führt der M. iliopsoas sowohl eine Lateralflexion der Wirbelsäule als auch eine Beugung und Rotation im Hüftgelenk aus.

Lösung zu Frage 2.33:

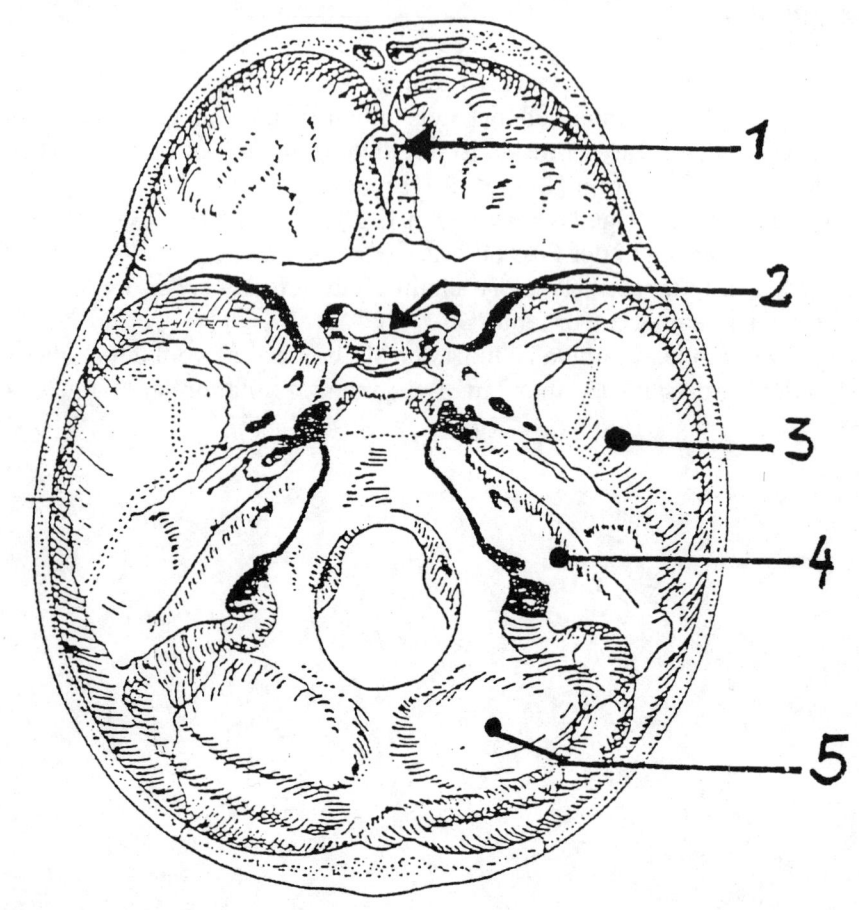

Abb. 2.33 Schädelbasis

1. Crista galli (Hahnenkamm), Lamina cribrosa ossis ethmoidalis

2. Sella turcica (Türkensattel)

3. Os temporale (Schläfenbein)

4. Pars petrosa ossis temporalis (Felsenbein)

5. Os occipitale (Hinterhauptsbein)

Frage 2.34 Lösung E/C

Kommentar:

Diese zwei gleichen Antwortmöglichkeiten wurden im Examen original so gestellt.
Das bleibende Gebiß des Erwachsenen besteht aus 32 Zähnen. Die Zähne bestehen aus Hartsubstanzen (Zahnbein, Zahnschmelz und Zement) und Weichteilen (Pulpa und Wurzelhaut). S. parallel dazu auch **Abb. Frage 2.24**!
Die Zahnhöhle – das Innere der Zähne – ist mit *Pulpa*, dem Zahnmark, gefüllt. Hier verlaufen zahlreiche *Blutgefäße* und *Nerven* für die Ernährung des Zahns.

Frage 2.35 Lösung A

Kommentar:

Lesen Sie unbedingt den Kommentar zu Frage 1.18!
Glatte Muskulatur ist charakterisiert als unermüdlich, träge arbeitende Muskulatur, die nicht dem Willen unterworfen ist. Im Gegensatz zur quergestreiften Muskulatur besitzt die glatte Muskulatur keine Querstreifung (2), keine motorische Endplatte (1), und die Zellkerne liegen zentral (3) (**Abb. 1.5**).

Frage 2.36 Lösung C

Kommentar:

Der *große Gesäßmuskel* (M. glutaeus maximus) findet seinen Ursprung an der Außenfläche der Darmbeinschaufel und setzt unterhalb des großen Rollhügels (Trochanter major) an der Rückseite vom Femur an. Die sich daraus ergebende Funktion ist die Streckung und Außenrotation des Oberschenkels.
Wenn man nun nach dem Gegenspieler (Antagonist) fragt, muß der gesuchte Muskel den Oberschenkel beugen und ggf. nach innen rotieren. Dies trifft für den Hüft-Lenden-Muskel (M. iliopsoas) zu.
Lesen Sie dazu auch bitte den Kommentar zu Frage **2.32**!

Frage 2.37   Lösung D

Kommentar:

Der Schneidermuskel (M. sartorius) entspringt an der Spina iliaca anterior superior und setzt am medialen Kondylus der Tibia an. Dieser Muskel, vom Nervus femoralis innerviert, bewegt also 2 Gelenke: Beugung im Hüft- und im Kniegelenk!
Der M. quadriceps (vierköpfiger Oberschenkelmuskel) beugt zwar das Hüftgelenk, streckt aber das Kniegelenk!
Schon im Wort des M. adductor (Oberschenkel*anzieher*) kann man lesen, daß dieser Muskel nicht beugt, sondern den Oberschenkel aus seitlich abgestreckter Haltung an sich zieht.

Frage 2.38   Lösung A

Kommentar:

Der M. psoas gehört bestimmt nicht zu den Bauchmuskeln – dies konnte man schon allein aus den vorangegangenen Fragestellungen erkennen. Somit kam Punkt 5 nicht in Frage, und die einzige Lösungsmöglichkeit hier war A!

Ich möchte Ihnen hier die Bauchmuskeln einmal aufzählen:

M. obliquus externus abdominis
M. obliquus internus abdominis
M. transversus abdominis
M. rectus abdominis
M. pyramidalis
M. quadratus lumborum
M. cremaster

Der M. cremaster ist ein besonderer Muskel, er setzt sich aus Teilen des M. obliquus internus abdominis und des M. transversus abdominis zusammen. Beim Mann zieht er durch den Leistenkanal und umgreift den Hoden, den er somit heben und senken kann. Bei Frauen schließen sich die Muskelfasern dem Ligamentum teres uteri an.

Die eigentliche Funktion der Bauchmuskeln ist die Haltefunktion und die Bauchpresse.

Frage 2.39   Lösung D

Kommentar:

Eine gute Darstellung finden Sie zu Frage 2.23.
Die Knochen des Beckens sollte man eigentlich zum Grundwissen von medizinischem Personal zählen.
Das Felsenbein (4) ist ein Teil des Os temporale, welches ausführlich im Kommentar zu Frage 2.40 beschrieben ist.
Ein Sesambein steht für einen frei schwebenden Knochen, einen Knochen ohne gelenkige Verbindung. Dies sind z.B. die Kniescheibe (Patella) oder die Sesambeine des Großzehs.

Frage 2.40   Lösung C

Kommentar:

Das Schläfenbein (Os temporale) ist am Bau der mittleren Schädelgrube (1) und auch z.T. an der Bildung des Schädeldachs (2) beteiligt.
Ein Teil des Os temporale nennt man Felsenbein oder auch Pars petrosa ossis temporalis, hier befindet sich das Innenohr (3).
Der Griffel- und Warzenfortsatz (Proc. mastoideus) sind Ansatzstellen für Muskeln. Der bekannteste ist wohl der M. sternocleidomastoideus, der am Sternum und der Klavikula entspringt und seinen Ansatz am Proc. mastoideus findet.
Der Jochbeinfortsatz wird vom Jochbein (Os zygomaticum) selbst gebildet. Den Jochbeinbogen (Arcus zygomaticus) bildet dagegen das Os temporale.

Lösung zu Frage **2.41**:

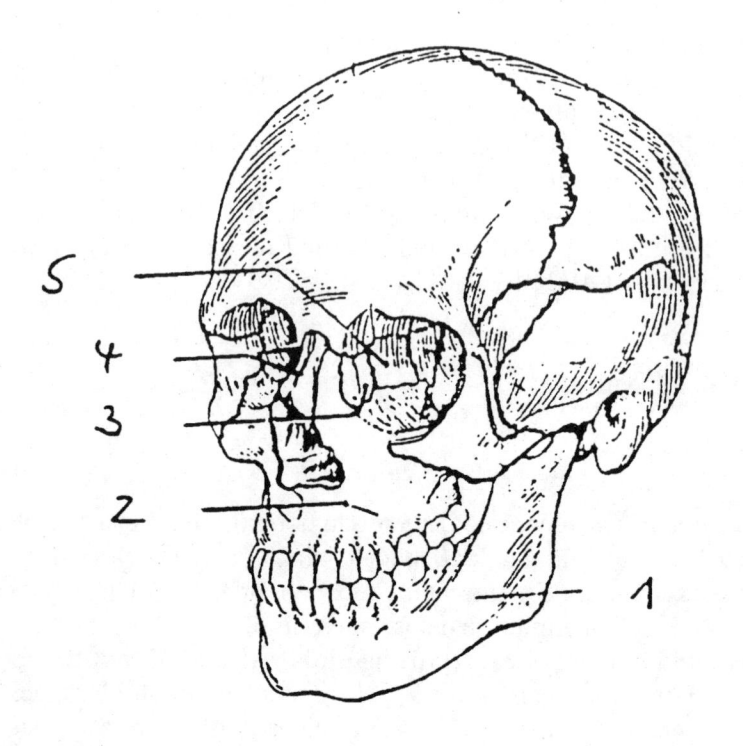

Abb. 2.41   Der knöcherne Schädel

1. Mandibula (Unterkiefer)
2. Maxilla (Oberkiefer)
3. Os lacrimale (Tränenbein)
4. Os nasale (Nasenbein)
5. Os ethmoidale (Siebbein)

3 Herz, Lungen und Kreislauf

Frage **3.1** Lösung B

Kommentar:

Diese Frage wird sehr oft gestellt. Man sollte sich ein einfaches Schema optisch einprägen, indem man versucht, die unten angeführte Skizze aus dem Gedächtnis heraus zu malen. Außerdem stimmt die lateinische Nomenklatur der Gefäßnamen meistens mit den Namen der Knochen überein.
Die A. subclavia sinistra geht aus dem Truncus brachiocephalicus, die A. subclavia dextra direkt als dritter Abgang aus dem Aortenbogen ab. – Aber gefragt ist hier ja nach der *Bauchaorta*.
Die *Aorta thoracica* geht über in die *Aorta abdominalis* nach Passage des Zwerchfells. Hier ist der erste bedeutende Abgang der Truncus coeliacus, der für die arterielle Versorgung von Magen, Milz, Leber und Pankreas zuständig ist.
Die Aa. mesenterica superior und inferior sind die nächsten großen Bauchaortenabgänge. Sie versorgen die Gedärme.
Die A. renalis versorgt danach paarig die Nieren. **Abb. 3.1**.

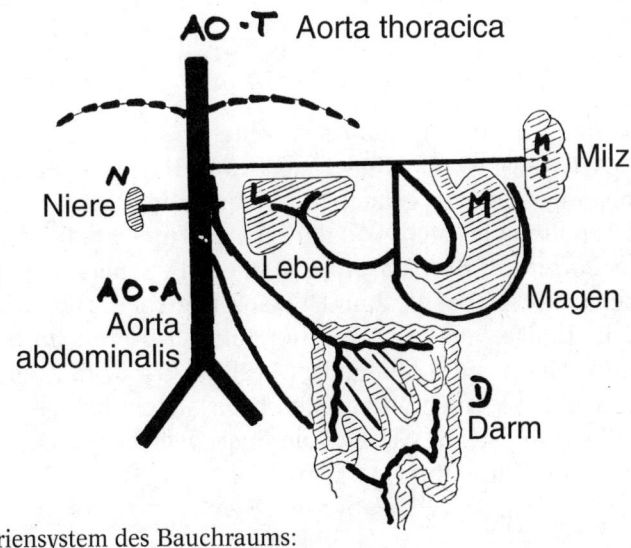

Abb. 3.1 Das Arteriensystem des Bauchraums:

Frage 3.2   Lösung B

Kommentar:

Osmose (A) bezeichnet einen Stofftransport durch eine *semipermeable* (halbdurchlässige) *Membran*, gegen oder mit einem *Konzentrationsgradienten*. Beispiel hierfür sind Proteine im Blut, die in Überzahl einen Druck (oder auch Sog) auf Wasser im Gewebe ausüben. Da aber nur Wasser, nicht aber die Plasmaproteine diese Membran durchdringen können, kann es nur zu einem unidirektionalen Ausgleich der beiden Kräfte kommen. Das Wasser diffundiert aus dem Gewebe in das Kapillarlumen. Die Kraft, mit der das Waser angezogen wird, nennt man *kolloidosmotischer Druck* (KOD) oder auch *onkotischer Druck*.
Die *Diffusion* unterscheidet sich von der Osmose dadurch, daß hier die semipermeable Membran fehlt. Bezogen auf unser Beispiel heißt das, daß sich Proteine ins Gewebe – andererseits aber auch Wasser ins Gefäßlumen – bewegen. Die Richtung der Vermischung bzw. des Konzentrationsausgleichs ist also nicht mehr vorgegeben.
Endozytose und *Exozytose* (C, D) beschreiben den Vorgang des Ein- bzw. Ausschleusens einer Substanz in bzw. aus der Zelle.
Wenn die Substanz flüssig ist, nennt man die Aufnahme in die Zelle auch *Pinozytose*, bei festen Substanzaufnahmen *Phagozytose*.

Frage 3.3   Lösung B

Kommentar:

Eine Frage, die man genau lesen sollte.
Eine *Arterie* ist ein Gefäß, welches vom Herzen weg zieht und nicht – wie immer angenommen – sauerstoffreiches Blut führt.
Die A. pulmonalis zieht von der rechten Herzkammer zur Lunge. Sie führt *sauerstoffarmes* Blut, das in der Lunge mit Sauerstoff angereichert wird. Venen sind Gefäße, die zum Herzen hin ziehen. Die *V. pulmonalis* zieht von der Lunge zum linken Vorhof, führt also *sauerstoffreiches* Blut.
Diese Verhältnisse sollten jedem Prüfling klar sein. Zum Verständnis male man sich den kleinen und großen Kreislauf einmal auf und beschrifte die Gefäße. Dann stellen Sie sich die Frage, welches Gefäß sauerstoffreiches bzw. -armes Blut führt.

Frage 3.4   Lösung D/E

Kommentar:

Eine wirklich schwierige Frage.
Der Blutdruck wird durch viele Faktoren beeinflußt.
Bei einer Herzinsuffizienz kann z.B. das linke Herz nicht mehr das normale Schlagvolumen von ca. 70 ml/Ventrikel auswerfen. Dies erklärt sich durch die geminderte Kontraktionskraft (1) des Herzens. Da das Auswurfvolumen stark gemindert ist, kann der systolische Druck nicht mehr ausreichend aufgebaut werden, und somit kommt es zu einem Blutdruckabfall!
Die *Herzfrequenz* (2) besitzt nur in sehr geringem Maß Einfluß auf den Blutdruck. Stellen Sie sich vor, Sie stehen vor einem schönen Mann (Frau) und Ihre Herzfrequenz steigt nahe 150/min. Hätte dies schon *deutliche* Auswirkungen auf Ihren Blutdruck, würden Sie jedesmal ohnmächtig. Erst bei Kammerflattern oder -flimmern erkennt man deutliche RR-Schwankungen. Aber keine Angst, einen so schönen Partner kann es gar nicht geben, der Kammerflimmern auslösen könnte!

(Wenn man genau sein will, wird durch jede Verschiebung des diastolischen linksventrikulären Füllungsvolumens der Blutdruck beeinflußt. Bei erhöhter Herzfrequenz nimmt das Füllungsvolumen infolge kürzerer Diastolendauer ab. Man könnte strenggenommen auch E als richtige Antwort gelten lassen!)

Wenn der Körper zuwenig Blutvolumen (3) besitzt, kommt es zunächst kompensatorisch zur Kontraktion der Arteriolen, um den RR-Abfall abzufangen. Sollte kein Volumen substituiert werden, sind deutliche RR-Schwankungen nicht zu verhindern. Diese können ab einer bestimmten Grenze lebensgefährlich sein.
Die *Wandspannung* (4) der kleinen Gefäße (z.B. Arteriolen) gehört zu dem *wichtigsten RR-Regulatorsystem* des Menschen!
Mit der *Elastizität der Aortenwand* (5) ist hier besonders die *Windkesselfunktion* gefragt. Natürlich hat diese einen Einfluß auf den Blutdruck. Durch die Elastizität der Aorta wird der Druck während der Systole abgefangen und während der Diastole (hier sind ja die Taschenklappen geschlossen, theoretisch also kein Blutfluß) aufrechterhalten, indem das abgefangene Blutvolumen nach Klappenschluß durch Zusammenziehen der Aorta in die Körperperipherie gepreßt wird. Krankheiten wie die *Arteriosklerose* lassen die Wände der Aorta verkalken, d.h., die Elastizität ist eingeschränkt. Hier kommt es zu deutlichen Blutdruckschwankungen, indem sich der systolische Wert erhöht und der diastolische absinkt. Die RR-Amplitude wird also größer.

Frage 3.5 Lösung C

Kommentar:

Die Herztätigkeit setzt sich aus mehreren Phasen zusammen.
Die Bezeichnungen *Systole* und *Diastole* beziehen sich *ausschließlich auf die Ventrikel*, nicht auf die Vorhöfe!
So befindet sich zum Beispiel in der Systole der Vorhof in der Diastole. Der Begriff *Systole* (1) beschreibt die *Kontraktionsphase* der Ventrikel.
Der rechte Ventrikel wirft sein Blut in die A. pulmonalis aus, sie führt sauerstoffarmes Blut zur Lunge. Der linke Ventrikel preßt sein Blut in die Aorta.
So sind also während der Systole die *Taschenklappen* geöffnet (Aorten- und Pulmonalklappe).
Die *Segelklappen*, rechts die Trikuspidalklappe und links die Mitral- (oder auch Bikuspidalklappe) sollten während der Systole verschlossen sein, da sonst ein rückläufiger Blutstrom zustande käme. (Bei der Klappeninsuffizienz ist der normale Verschlußmechanismus der Klappen gestört, hier kommt es zu einer solchen rückläufigen Bewegungsrichtung des Blutes.)
Während der *Diastole* (2) entspannen sich die Ventrikel, bauen somit einen *Unterdruck* in ihrem Lumen auf.
Da aber die Vorhöfe prall gefüllt sind, also ein deutlicher Überdruck besteht, öffnen sich jetzt die Segelklappen und ergießen ihr Blut in die Ventrikel. Die Taschenklappen sind zu diesem Zeitpunkt geschlossen. Nur durch dieses Zusammenspiel der Klappen kommt es zu einem unidirektionalen Blutstrom!
Extrasystolen (3) beschreiben eine *Reizleitungsstörung* des Herzens. Der *normale* Reizleitungsweg geht vom *Sinusknoten* (FQ: 70) über den *AV-Knoten* (FQ: 40–50) dann in das *His-Bündel* (FQ: 30–40) über in die *Purkinje-Fasern*.
Sinusknoten, AV-Knoten und His-Bündel sind am Herzen sog. *autonome Erregungszentren*, d.h. sie schlagen mit einer bestimmten Eigenfrequenz (s.o.), ohne daß sie einen Befehl dazu bekommen (z.B. vom ZNS).
Extrasystolen stören diesen homogenen Ablauf. Hier befindet sich im Myokard ein weiteres Erregungszentrum, ein *ektopisches Zentrum*, welches unregelmäßig Impulse abgibt. Durch diese Zusatzimpulse werden die systolisch-diastolischen Intervalle unterbrochen, und es entsteht ein zusätzlicher Herzschlag, eine *Extrasystole*.

Frage 3.6 Lösung D

Kommentar:

Einen Grundsatz sollte man sich merken:
Zwischen Venen und Vorhöfen bestehen *niemals* Klappen!
Somit ist 3 und 4 falsch.
Die Lungenvene (V. pulmonalis) mündet in den linken Vorhof und nicht in die rechte Kammer (1).
Klappen befinden sich immer zwischen Vorhof und Kammer und zwischen Kammer und Arterie.

Segelklappen:
Trikuspidalklappe: zwischen re. Vorhof und Kammer
Mitralklappe: zwischen li. Vorhof und Kammer

Taschenklappen:
Pulmonalklappe: zwischen re. Kammer und A. pulmonalis
Aortenklappe: zwischen li. Kammer und Aorta

Frage 3.7 Lösung D

Kommentar:

Die *A. brachialis* verläuft am Oberarm. Sie kommt aus der *A. axillaris* und teilt sich auf in die *A. radialis* und *A. ulnaris*.
Der Verlauf von Gefäßen wird immer in der Richtung beschrieben, in der sie ihr Blut transportieren. Bei den entsprechenden Venen müßte man es also genau umgekehrt beschreiben.
Nähere Informationen ersehen Sie der **Abb. 3.1**.

Frage 3.8 Lösung B

Kommentar:

Die *V. portae* sammelt *nährstoffreiches* Blut aus dem Verdauungstrakt (Darm, Magen, Pankreas, Milz) und führt es der Leber zu.
Die *Leber entgiftet* es zum einen – baut die Nährstoffe allerdings auch zu körpereigenen um (B).
Versorgt mit Nährstoffen für den eigenen Stoffwechsel (D) und Sauerstoff (A) wird die Leber durch die A. hepatica, welche dem Truncus coeliacus entspringt.
Die *Lebervene* (V. hepatica) sammelt das entsorgte Blut und führt es der V. cava inferior (untere Hohlvene) zu. **Abb. 3.8**.
Bitte verwechseln Sie diese beiden Venen nicht: V. porta und V. hepatica!

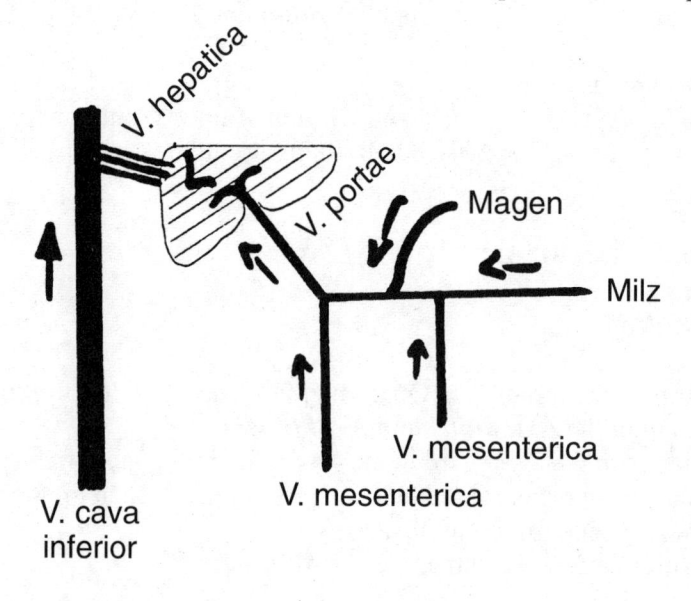

Abb. 3.8 »Der Portalkreislauf«

Frage 3.9 Lösung A

Kommentar:

Venen sind definiert als Gefäße, welche Blut zum Herzen hin transportieren. Dieses kann sauerstoffarm (V. cava) oder auch sauerstoffreich (V. pulmonalis) sein. Somit ist Aussage B und D auf jeden Fall falsch. Die Venen besitzen im Gegensatz zu den Arterien nur eine *schwach ausgeprägte Muskelschicht* (Tunica muscularis, C). Aus diesem Grund beinhalten sie auch den größten Teil des zirkulierenden Blutvolumens (A). Durch die relative Wandschwäche der Venen können sie sich nämlich wie ein Ballon aufdehnen.

Frage 3.10 Lösung A

Kommentar:

Im Kreislaufsystem des Körpers unterscheidet man ein Hoch- und ein Niederdrucksystem.
Zum Hochdrucksystem zählt die linke Herzkammer bis zu den Arteriolen. Die Arteriolen fangen den Druck ab und senken ihn auf ein Niveau, welches eine optimale Perfusion im Kapillarbereich ermöglicht. Hier beginnt auch das Niederdrucksystem, zu dem die Venen, rechtes Herz, Lungenkreislauf und linker Vorhof gehören.

Frage 3.11 Lösung A

Kommentar:

Die *Mitralklappe* (zw. li. Vorhof und li. Kammer) ist eine zweizipflige *Segelklappe* (A).
Die *Trikuspidalklappe* (zw. re. Vorhof und re. Kammer) ist eine dreizipflige *Segelklappe*.
Aorten- und *Pulmonalklappe* sind *Taschenklappen* mit jeweils 3 Taschen.
Alle Herzklappen sind *Duplikaturen des Endokards* (C).
Der Herzmuskel setzt sich aus *drei Schichten* zusammen:
Innen befindet sich ein sehr glattes, aus einschichtigem Epithel bestehendes *Endokard*.

Die nächste Schicht bildet das *Myokard*, welches aus der speziellen Herzmuskulatur und seinen Zellen besteht. Das Myokard des linken Herzens, besonders der linken Kammer, ist sehr viel stärker ausgeprägt als das des rechten. Begründen kann man dies durch die vermehrte Arbeit des linken Herzens gegen einen größeren Druckgradienten. Das linke Herz muß sein Blut bekanntlich in das »Hochdrucksystem« pumpen.

Aussage D kann man kommentarlos als falsch bewerten. Die äußere Schicht bildet das *Epikard*.

Das gesamte Herz ist eingebettet im Herzbeutel, dem *Perikard*.

Frage 3.12   Lösung B

Kommentar:

Über die *Hierarchie des Erregungsleitungssystems* sollte jeder Bescheid wissen – danach wird immer gefragt!

Die *autonomen* Erregungszentren brauchen ein ganz bestimmtes Elektrolytverhältnis im Blut, um regulär aktiv sein zu können. Verschiebungen im Natrium-Kalium-Bereich ziehen schwere Herzrhythmusstörungen nach sich.

Die Autonomie erkennt man besonders deutlich, wenn man ein Froschherz in eine bestimmte Elektrolytlösung legt und feststellt, daß es auch außerhalb des Körpers weiterschlägt!

Der Sinusknoten befindet sich an der Einmündungsstelle der V. cava superior im rechten Vorhof. Wie alle Erregungszentren besteht er nicht aus Nerven-, sondern aus spezifischem Herzmuskelgewebe. Der Sinusknoten erregt die Vorhöfe (P-Welle im EKG), bis sich die Erregungen am AV-Knoten treffen.

Der AV-Knoten ist die *einzige* Überleitungsmöglichkeit der Erregung auf die Kammern. Er verzögert die Erregung, so daß während der Kontraktion der Vorhöfe die Kammern in jedem Fall erschlafft sind.

Nach dem AV-Knoten ist das *His-Bündel* geschaltet, welches die Erregung durch das Kammerseptum zu den Purkinje-Fasern weiterleitet. Diese wiederum erregen dann die einzelnen Herzmuskelfasern.

Sollte das 1. Erregungszentrum (Sinusknoten) aussetzen, springt automatisch nach einer kurzen Latenzzeit das 2. Zentrum (AV-Knoten) ein. Ein Defekt hier kann dann durch das 3. Erregungszentrum (His-Bündel) abgefangen werden.

Solche Veränderungen sind in jedem Fall therapiebedürftig!

Frage 3.13   Lösung A

Kommentar:

Das *EKG* ist ein sehr wichtiges Hilfsmittel in der Diagnostik von Herzleiden.
Das EKG (**Abb.** 3.13) reproduziert auf einem Stück Papier die *Erregungsströme des Herzens*. Mit seiner Hilfe kann man Aussagen über *Herzfrequenz* (3.), *Herzlage* (2.) und *Anomalien der Erregungsleitung* machen.
Anomalien entstehen auch durch einen Herzinfarkt.
Ein *Herzinfarkt* beschreibt die absolute Sauerstoffunterversorgung eines bestimmten Myokardbezirks.
Man kann sich vorstellen, daß durch dieses Ereignis eine Menge von Herzmuskelzellen zugrunde gehen – d.h. diese Zellen können dann auch keine Erregung weiterleiten.
Der Strom sucht sich automatisch einen anderen Weg, welchen man im EKG deutlich erkennen kann.
Man kennt verschiedene Formen der EKG-Ableitung. Die gebräuchlichen sind die *Einthoven-Ableitungen* für die Frontalebene und die *Wilson-Ableitung* für die Transversalebene.

Besonders die Wilson-Ableitung mit den Elektrodenpunkten V1–V6 läßt einen Vorderwandinfarkt (V1–V3) von einem Hinterwandinfarkt (V3–V6) unterscheiden (1.).
Die Pumpleistung des Herzens ermittelt man mit Hilfe eines Katheters; sie ist nicht mit Hilfe des EKGs feststellbar!
Nach folgenden Daten wird oft gefragt:
Herzminutenvolumen: ca. 5 l
Herzschlagvolumen: ca. 70 ml/Ventrikel

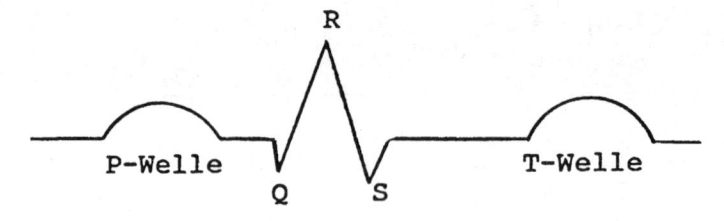

Abb. 3.13 Das EKG

P-Welle: Erregung der Vorhöfe (0,2 s)
P-Q-Strecke: Überleitungszeit des AV-Knotens
QRS-Komplex: Kammererregung und -kontraktion
T-Welle: Erregungsrückbildung

Sie alle kennen das Gefühl, wenn man sich nach statischer Aufladung an einem Gegenstand entlädt: »zuck«!
Synonym passiert das mit dem Herzen während der T-Welle. Diese Erläuterung dient nur der plausiblen Vorstellung – bitte erklären Sie Ihrem Prüfer in der inneren Medizin die T-Welle etwas medizinischer!

Frage 3.14 Lösung C

Kommentar:

Kommentar zu Punkt 1: Lesen Sie bitte Kommentar 3.13.
Kälte setzt den gesamten Körperstoffwechsel auf ein Minimum herab, also auch den des Herzens. So transportiert man z.B. die zu transplantierenden Herzen in einer Kühlbox, um die Lebensdauer zu verlängern. Kälte senkt die Herzfrequenz, Wärme erhöht sie (2). Kaliumschwankungen (3) erkennt man im EKG in Form von Herzrhythmusstörung.
Das vegetative Nervensystem mit sympathischen und parasympathischen Einflüssen induziert zwar keine Erregung, steuert aber z.B. seine Häufigkeit bzw. die Leitungsgeschwindigkeit.
So kommt es unter parasympathischem Einfluß durch den N. vagus zu einer Bradykardie (Niederfrequenz) und zu einer verlangsamten Überleitung am AV-Knoten.
Der sympathische Einfluß bewirkt genau das Gegenteil.
(Wenn Ihnen jemand sympathisch ist, schlägt Ihr Herz schneller – dies ist nur ein Merkspruch und hat mit der Medizin nichts zu tun.) Glukokortikoide (Kortison, Aldosteron usw.) wirken am Herzen positiv inotrop, d.h. sie verstärken die Kraftentwicklung des Herzmuskels. Außerdem erhöhen sie die Ansprechbarkeit der kleinen Gefäße für Noradrenalin!

Frage 3.15 Lösung A

Kommentar:

Die Bezeichnung *arterialisiertes Blut* soll wohl für sauerstoffreiches Blut stehen – eine nicht ganz definitionsgemäße Begriffsverwendung. Im *Fetalkreislauf* (C) befindet sich in der Lungenvene nur sehr wenig Blut, da der Lungenkreislauf durch das Foramen ovale und den *Ductus arteriosus (Botalli)* umgangen wird. Beim Feten befindet sich dann in der Lungenvene eher verbrauchtes sauerstoffarmes Blut, da dieses für die Eigenversorgung der Lunge verwendet wurde.

Frage 3.16 Lösung D

Kommentar:

Die Arteriolen sind die letzten Gefäße, welche mit einer Muskelschicht ausgekleidet sind. Sie regulieren den Blutdruck und den Kapillardruck (A).
Die Kapillaren, ausgekleidet mit einschichtigem Plattenepithel (Endothel), sind Ort des Gasaustausches.
Die Kapillaren umziehen jede Zelle, um ihre Versorgung sicherzustellen.
Lösung B, C und E sollten keiner Erläuterung bedürfen.

Frage 3.17 Lösung A

Kommentar:

Das *Herzschlagvolumen* ist definiert als das Blutvolumen, welches während einer Kammersystole aus den Ventrikeln gepumpt wird. Es beträgt in der Norm ca. 70 ml/Kammer.
Diese Messung sollte in Ruhe erfolgen (D).
Das Herzzeitvolumen (Herzminutenvolumen) errechnet sich dann aus dem Herzschlagvolumen von 70 ml multipliziert mit der Herzfrequenz/min (normal 70):
70 ml $\times$ 70 = 4900 ml = 4,9 l!

Frage **3.18** Lösung B

Kommentar s. Kommentar zu Frage **3.3**!

Frage **3.19** Lösung A

Kommentar s. Kommentar zu Frage **3.3**!

Frage **3.20** Lösung C

Kommentar:

Die Punkte 1 und 2 sind im Kommentar zu Frage **3.11** ausführlich besprochen.
Die Umgehung des Lungenkreislaufs beim Feten ergibt sich aus der Tatsache, daß der Fetus noch keine Eigenatmung, also noch keinen eigenen pulmonalen Sauerstoffaustausch hat. Die Lungen müssen nur in geringem Maß durchblutet werden, um die Eigenversorgung des Lungengewebes zu sichern. Das Foramen ovale stellt eine Verbindung zwischen rechtem und linkem Vorhof her (4), das Blut gelangt also nur in geringer Konzentration in den rechten Ventrikel. Nach der Geburt mit den ersten Atemzügen baut sich im linken Vorhof ein höherer Druck auf als im rechten: das Foramen ovale schließt sich. Jetzt fließt das Blut den regelrechten adulten Kreislaufweg.
S. auch Kommentar zu Frage **3.30**!

Frage **3.21** Lösung A

Kommentar s. Kommentar zu Frage **3.11** und **3.12**!

Frage 3.22 Lösung A

Kommentar:

Die *Kontraktionskraft des Herzens* (A) kann man durch Legen eines Herzkatheters und Gabe eines Kontrastmittels feststellen. Das EKG läßt *keine* Rückschlüsse auf dieses Kriterium zu.
Der Beginn der Ventrikelkontraktion setzt mit dem QRS-Komplex des EKGs ein.
Antwort C und D sind im Kommentar zu Frage **3.13** ausführlich erläutert.

Frage 3.23 Lösung A

Kommentar:

Man unterscheidet die *laminare* Strömung von einer *turbulenten*.
Abb. 3.23.
Die laminare Strömung ist gekennzeichnet durch einen *gleichmäßigen* Blutfluß ohne Wirbelbildung.
Wirbelbildungen entstehen durch Unebenheiten der Gefäßwände oder durch unregelmäßigen Blutfluß. Letzteres trifft für die Aorta ascendens zu – der Aortenabschnitt unmittelbar nach der Aortenklappe.
Hier findet man zum einen unregelmäßigen Blutfluß, bedingt durch die Aortenklappenaktion, zum anderen eine Unebenheit durch die ausgeprägte *Windkesselfunktion* der Aorta ascendens.
Die unter B–E genannten Gefäße sind Beispiele für die laminare Strömung!

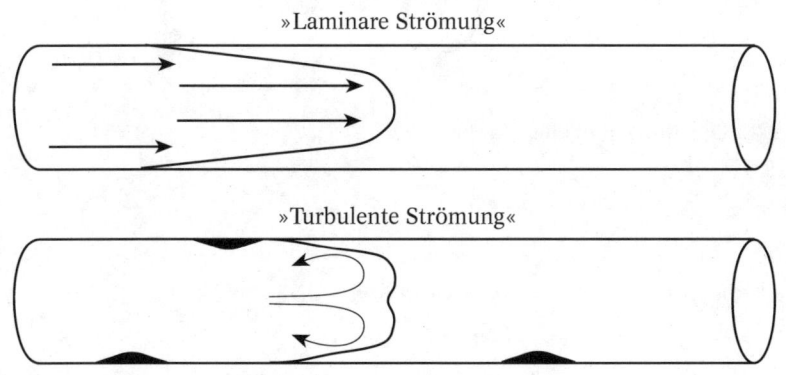

Abb. 3.23 Windkesselfunktion der Aorta ascendens

Frage **3.24** Lösung C

Kommentar:

Hier wird oft die Lösung D angekreuzt.
Achtung! Der erste Abgang des Aortenbogens ist die A. brachiocephalicus (brachio = Arm, cephalon = ZNS). Diese teilt sich alsbald auf in die A. subclavia dextra und A. carotis communis dextra.
Der zweite Abgang ist die A. carotis communis sinistra.
Die A. subclavia sinistra bildet den dritten Abgang. **Abb. 3.24**.

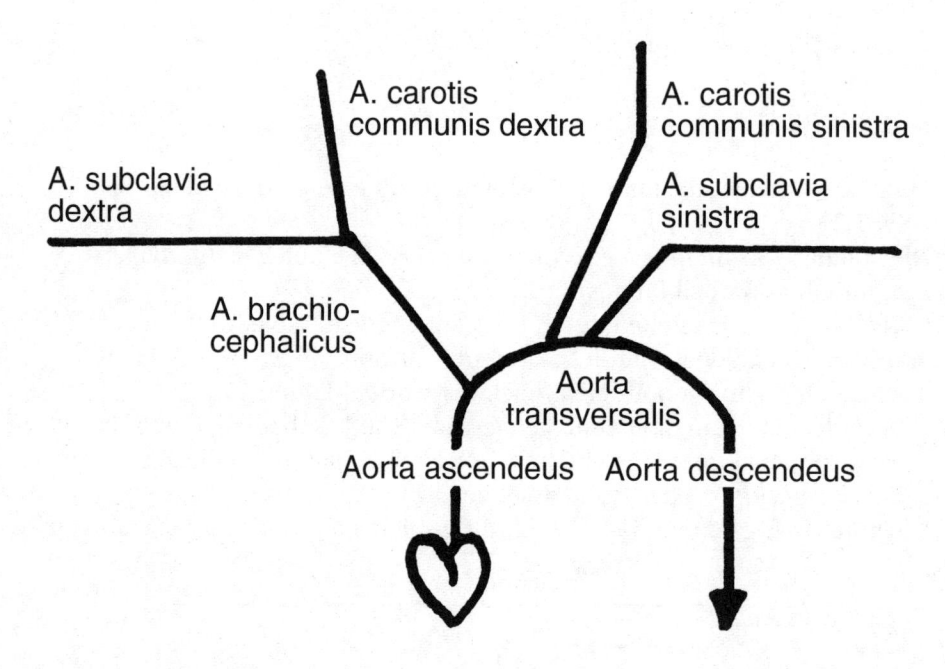

Abb. 3.24 Der Aortenbogen

Frage 3.25   Lösung D

Kommentar:

Das *Herzskelett* besteht nur aus einem *bindegewebigen Faserring* (D), welcher sich in der Klappenebene befindet.
An diesem Grundgerüst (**Abb. 3.25**) sind die Klappen befestigt, aber auch das Myokard ist dort aufgehängt.
Nur so kommt es zu einer Trennung des Vorhofmyokards vom Ventrikelmyokard.
Dieser Sachverhalt ist von entscheidender Bedeutung für die systolische und diastolische Pumparbeit des Herzens.
Wie Ihnen bekannt ist, wird die Erregung der Vorhöfe nur über den AV-Knoten zum Ventrikelmyokard weitergeleitet. Der *Faserring* stellt also ein *nicht leitendes Hindernis* für den Stromkreis dar.

Bei dem sogenannten WPW-Syndrom (Wolff-Parkinson-White-Syndrom) sucht sich die Erregung noch eine andere Leitungsbahn, um dann, ohne auf den AV-Knoten angewiesen zu sein, direkt vom Vorhofmyokard auf das Ventrikelmyokard überspringen zu können.

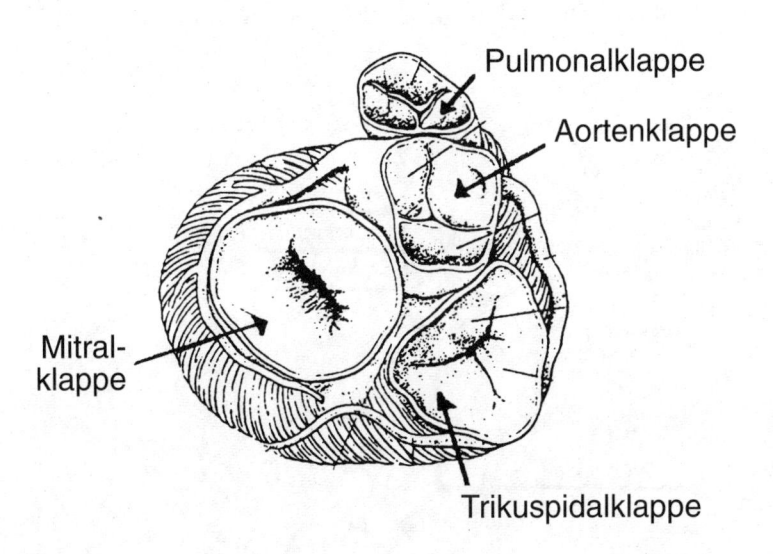

Abb. 3.25   Das Herzskelett

Frage 3.26   Lösung A

Kommentar:

Die A. carotis communis teilt sich am *Trigonum caroticum* in die A. carotis interna und externa auf. An dieser Teilungsstelle befinden sich übrigens die *Chemo-* und *Pressorezeptoren*, welche den O_2-Gehalt des Bluts und den Blutdruck messen.
Die A. carotis externa versorgt die Kopfregionen außerhalb des Schädelinneren.
Die A. carotis interna zieht ins Schädelinnere, um das ZNS mit Sauerstoff und Nährstoffen zu versorgen.
Bevor sie sich dort in den *Circulus Willisii* (Circulus arteriosus cerebri) eingliedert, geht von ihr die Augenschlagader (*A. ophthalmica*) ab.
Dieser Verlauf ist deutlich in **Abb. 3.26** dargestellt.
Die A. basilaris ist ein Zusammenfluß aus den beiden Aa. vertebrales, die aus der A. subclavia stammen. Die A. vertebralis verläuft in den Seitenfortsatzlöchern (Foramen transversum) der *Halswirbel* 1–6 und zieht dann als A. basilaris durch das Hinterhauptsloch in das Schädelinnere.
Das ZNS wird also durch die beiden Aa. carotis internae und die A. basilaris versorgt.

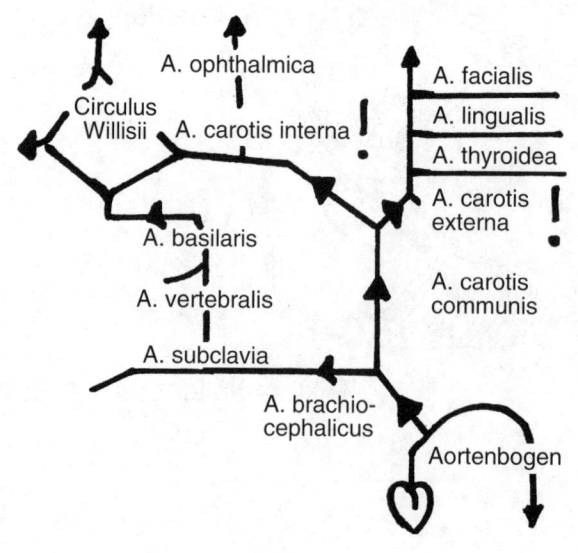

Abb. 3.26   Verlauf der Arteria carotis

Frage **3.27**   Lösung D

Kommentar:

Die Punkte 1, 2 und 3 werden in dem Kommentar zu Frage 3.6 erörtert.
Die *Koronararterien* entspringen der Aorta unmittelbar nach Verlassen des Herzens, also noch in Aortenklappennähe.
Sie teilen sich auf in eine *rechte* und eine *linke* Koronararterie, um das gesamte Herz ausreichend mit Sauerstoff zu versorgen. Das verbrauchte Blut sammelt sich in den Koronar*venen*, welche in den rechten Vorhof münden. Von hier aus vermischen sie sich mit dem venösen Blut des Körpers und werden dem Lungenkreislauf zugeführt (4).

Frage **3.28**   Lösung C

Kommentar s. Kommentar zu Frage **3.5**, **3.6** und **3.11**!

Frage **3.29**   Lösung C

Kommentar s. Kommentar zu Frage **3.8**!

Frage **3.30**   Lösung D

Kommentar:

Der *Fetalkreislauf* (**Abb. 3.30**) ist ein recht komplexes Stoffgebiet, welches hier in vereinfachter Weise dargestellt werden soll.
Der Fetus atmet noch nicht selbst, aus diesem Grund muß die Sauerstoffversorgung von der Mutter sichergestellt werden. Über die Plazenta erhält der Fetus sauerstoff- und nährstoffreiches Blut. Nach Eintritt in den Fetenkörper gelangt es über die V. cava inferior in den rechten Vorhof.
Um den Lungenkreislauf zu umgehen, fließt das Blut durch das *Foramen ovale* vom rechten Vorhof in den linken, von dem es über die linke Kammer in die Körperperipherie gepumpt wird.

Ein Teil des Bluts wird trotz des offenen Foramen ovale über den rechten Ventrikel in die A. pulmonalis gepumpt.

Der *Ductus Botalli*, auch *Ductus arteriosus* genannt, stellt nun einen direkten Kurzschluß von der A. pulmonalis zum Aortenbogen her. Durch diesen Mechanismus wird die Lunge nur mit dem Blutvolumen versorgt, welches sie zur Eigenexistenz benötigt.

Innerhalb der ersten 24 Stunden nach der Geburt sollte sich der Ductus Botalli verschließen, denn nun muß die Lunge die Funktion des Atmungsorgans in vollem Umfang erfüllen.

Das Foramen ovale schließt sich mit den ersten Atemzügen. Durch die vermehrte Lungendurchblutung ergibt sich auch ein vergrößertes Blutangebot aus der V. pulmonalis für den linken Vorhof. Dadurch kommt es zu einem Druckgradienten vom linken zum rechten Vorhof – Folge ist der Verschluß des Foramen ovale.

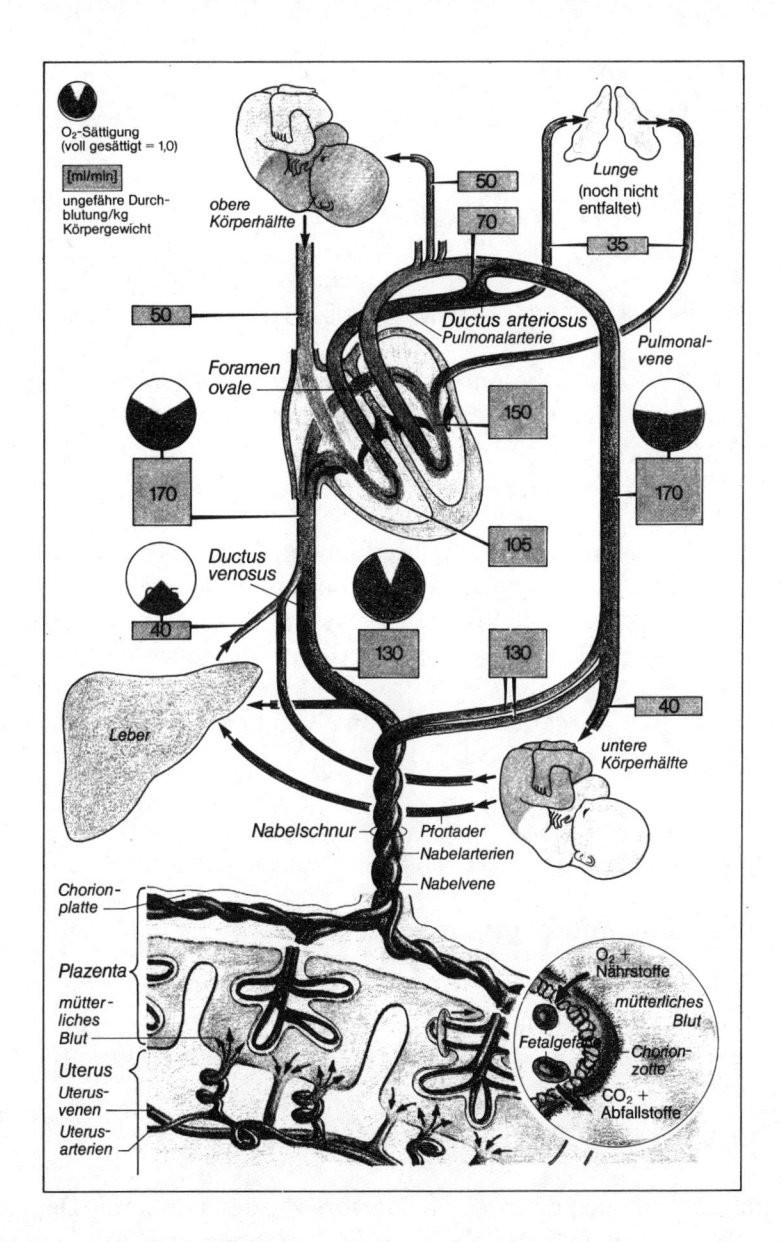

Abb. 3.30 Der Fetalkreislauf

Frage 3.31   Lösung D

Kommentar:

Blutgefäße bestehen aus drei Schichten:
innen: **I**ntima   –   **E**ndothelschicht
Mitte: **M**edia   –   **M**uskelschicht
außen: **A**dventitia   –   **B**indegewebe

Bei *Arterien* ist die *Media* besonders *stark* ausgeprägt. Sie nimmt ausgehend von der Aorta bis hin zu den Arteriolen ständig ab. Kapillaren besitzen keine Media.
Venen bestehen auch aus allen drei Schichten, die Media ist allerdings sehr *dünn* ausgebildet.
Aus diesem Grund können Arterien ihre Lumengröße verändern, dies ist von entscheidender Bedeutung bei der Windkesselfunktion (Erläuterung zur Windkesselfunktion siehe Kommentar zu Frage 3.4). Venenklappen dienen dem gerichteten Blutrückstrom aus Gefäßen *unterhalb* der Herzebene.
Das Blut der oberen Körperhälfte fließt von allein und durch Unterdruckmechanismen zum Herzen zurück.

Frage 3.32   Lösung B

Kommentar s. Kommentar zu Frage 3.12!

Frage 3.33   Lösung E

Kommentar:

Herzkranzgefäße dienen der Sauerstoffversorgung des Myokards. Der Aorta entspringen in unmittelbarer Nähe der Aortenklappe zwei Herzkranzarterien, die *A. coronaria dextra* und *sinistra*.
Beide teilen sich in zwei Hauptäste auf.
Die A. coronaria sinistra teilt sich in den Ramus (Ast) interventricularis anterior (Riva) und die *A. circumflexa*. Der Riva versorgt die vordere Herzwand und das Kammerseptum.

Die rechte Herzkranzarterie gibt dementsprechend den Ramus interventricularis posterior ab.

Während der Systole kontrahiert sich das Myokard. Während dieser Kontraktion werden auch die kleinen Blutgefäße komprimiert. Dementsprechend weniger Blut fließt während der Systole durch das Myokard (4).

In der Diastole erschlafft es, die Gefäße dilatieren und füllen sich mit neuem Blut.

Durch eine Verengung der Herzkranzgefäße kommt es zu einer ständigen Unterversorgung des Myokards in dem entsprechenden Versorgungsgebiet mit Sauerstoff. Solche Beschwerden werden als *Angina pectoris* definiert.

Ein totaler Verschluß von Herzkranzgefäßen führt auch zu einer totalen Sauerstoffunterversorgung und führt automatisch zu einem *Infarkt*. Beispiel: Ein ausgeprägter Vorderwandinfarkt kann durch einen Verschluß des Riva zustande kommen.

Frage **3.34**   Lösung B

Kommentar s. Kommentar zu Frage **3.2**!

Frage **3.35**   Lösung E

Kommentar:

Elastische Fasern (1) kommen in großer Zahl im Lungenparenchym vor. Sie dienen u.a. der passiven Exspiration. Durch einen Pneumothorax fällt die Lunge in sich zusammen, verursacht durch die Zugkraft der elastischen Fasern.

Glatte Muskelfasern (2) findet man verstärkt in den kleineren Bronchien. Sie sind u.a. für die Belüftungsverteilung durch Widerstandserhöhung zuständig.

Das Lungenepithel wandelt sich vom respiratorischen kubischen Flimmerepithel zu Beginn des Respirationstrakts mehr und mehr in ein einschichtiges Plattenepithel um bis hin zum Endothel. Das Endothel in den Alveolen ist die Voraussetzung für einen guten Gasaustausch.

Frage 3.36 Lösung C

Kommentar:

Die Lunge ist ein paariges Organ und dient dem Gasaustausch. Die rechte Lunge ist durch den *Mittelfellraum* (Mediastinum) von der linken getrennt (1).
Beide Lungenflügel sind in Lappen und Segmente unterteilt.
Die *rechte Lunge* besteht aus *3 Lappen* (Lobus superior, medius, inferior) und *10 Segmenten*, die *linke Lunge* dagegen nur aus *2 Lappen* (Lobus superior und inferior) und ebenfalls *10 Segmenten*.
Grund für das Fehlen des Mittellappens der linken Lunge ist das Herz, welches sich bekanntlich in der linken Thoraxhälfte befindet!
An dieser Stelle möchte ich noch ein paar Fakten auflisten, die durchaus gefragt werden könnten:

Der Lungenhilus enthält folgende Strukturen:

A. pulmonalis
V. pulmonalis
Bronchus principalis (Hauptbronchus)
Lymphknoten!

Die Reihenfolge der Bronchialbaumaufteilung (s. auch **Abb. 3.45**):

Hauptbronchus (Bronchus principalis) ⇒ Lappenbronchus (Bronchus lobaris) ⇒ Segmentbronchus (Bronchus segmentalis) ⇒ Bronchiolus ⇒ Bronchiolus terminalis ⇒ Bronchiolus respiratorius ⇒ Ductus alveolaris ⇒ Alveolen.
Ab den Bronchioli respiratorii findet der Gasaustausch statt.

Frage 3.37 Lösung E

Kommentar:

Das Lungenfell (Pleura) besteht aus 2 Anteilen. Das eine Blatt ist mit der Oberfläche des Thorax fest verwachsen (4), man nennt es *Pleura visceralis*. Das andere Blatt, die *Pleura parietalis* (2), ist mit der Lunge verwachsen.

Die beiden Pleurablätter bilden zwischen sich einen millimeterdünnen Spalt, den *Pleuraspalt*, er ist mit einer serösen Flüssigkeit ausgekleidet (2./3.).
Diese Konstellation sorgt zum einen dafür, daß das Lungenparenchym nicht zusammenfällt, zum anderen gewährleistet sie eine reibungslose Bewegungsmöglichkeit der Lunge während der Atmung.
Man kann sich das Prinzip folgendermaßen erklären:
Wenn man 2 Glasplatten mit Wasser bespritzt und dann zusammendrückt, ist es nur unter großem Kraftaufwand möglich, sie wieder voneinander zu trennen. Diese Kraft hält auch die beiden Lungenblätter zusammen, und somit kann die Lunge nicht zusammenfallen.
Im Fall einer Verletzung dieses Pleuraspalts mit einer Öffnung nach außen dringt Luft in den Spalt und hebt den Unterdruck im Pleuraspalt auf. Die Lunge fällt auf Grund ihrer elastischen Zugeigenschaften (Frage **3.35**) zusammen, und es entsteht das klinische Bild des *Pneumothorax* (Frage **3.47**).

Frage **3.38**   Lösung C

Kommentar:

Die in Kommentar **3.5** und **3.12** angeführten Erläuterungen zum Thema der Erregungsleitung beschreiben ausführlich, warum Punkt 1 falsch ist.
Die Punkte 2 und 3 werden in Kommentar zu Frage **3.12** und **3.25** erläutert.

Frage **3.39**   Lösung B

Kommentar:

Unser Körper enthält 60–65% Wasser. Dreiviertel des im Körper vorhandenen Wassers befindet sich im Inneren der Zellen, den Intrazellulärräumen (B). Ein Viertel nur entfällt auf den Blutkreislauf.
Zu den Begriffsdefinitionen:

Interzellularraum:	Zwischenzellraum
Intrazellularraum:	Zellraum
Intravasalraum:	Blutgefäßraum
intermedulläres System:	Liquorraum

Frage **3.40** Lösung E

Kommentar:

S. auch Kommentar zu Frage **3.5**!

Die Phasen des Herzens sind neben Systole und Diastole noch weiter unterteilt. Eine Tabelle soll Ihnen alle Informationen dazu geben:

Tabelle 3.40 Herzklappenfunktion während der Herzphasen

Herzphase		Klappentätigkeit
Systole	– Anspannungsphase:	alle Klappen zu
	– Austreibungsphase:	AOK und PAK geöffnet
		MK und TK zu
Diastole	– Erschlaffungsphase:	alle Klappen zu
	– Füllungsphase:	MK und TK geöffnet
		AOK und PAK zu

MK Mitralklappe, TK Trikuspidalklappe, AOK Aortenklappe, PAK Pulmonalarterienklappe

Während der systolischen Anspannungsphase wird der Ventrikeldruck erhöht. Übersteigt dieser den Druck der Vorhöfe, schließen sich die Segelklappen (MK und TK), um einen Rückstrom des Bluts zu verhindern. Zu diesem Zeitpunkt ist der Ventrikeldruck also gerade so hoch wie in den Vorhöfen, aber noch geringer als der in den abführenden Gefäßen (Aorta und Pulmonalarterie). Bis zu dem Zeitpunkt, wo der Ventrikeldruck den Druck der abführenden Gefäße übersteigt, sind also alle Klappen geschlossen. Erst nachdem die Ventrikel die Drücke der abführenden Gefäße überschritten haben, öffnen sich die Taschenklappen (AOK und PAK), und die Systole geht über in die Austreibungsphase.

Frage 3.41   Lösung A

Kommentar:

Zu den Punkten 1 und 3 siehe Kommentar zu Frage **3.30**.

Der Ductus venosus (Ductus Arantii) ist ein Gefäß des embryonalen Kreislaufs. Ein großer Teil des Plazentabluts durchströmt zunächst die Leber, bevor es zum Herzen gelangt. Dies erklärt sich durch die Einmündung der linken Nabelvene in die V. portae. Infolge des enormen Blutzuflusses zur Leber kommt es zur Ausbildung einer Strombahn zwischen der linken Nabelvene und der V. hepatica. Diese Umgehungsbahn nennt man Ductus venosus oder auch Ductus Arantii. Diese Verbindung ermöglicht den direkten Abfluß des Plazentabluts zum Herzen unter Umgehung der Leber.
Nach der Geburt verkümmern sowohl die linke Nabelvene als auch der Ductus venosus zum Lig. teres hepatis und zum Lig. venosum.

Frage 3.42   Lösung B

Kommentar:

In den Gefäßen des erwachsenen Menschen finden sich rund 84% des Blutvolumens im Körpergefäßsystem, 9% im Lungengefäßsystem und 7% im Herzen.
Die Arterien enthalten aber nur ca. 18% des Blutvolumens im Körpergefäßsystem (2). Die Depotfunktion der Venen erklärt sich daraus, daß sich hier zum größten Teil die restlichen 66% des Blutvolumens sammeln.
Natürlich steigt während der Verdauung die Durchblutung der Darmschleimhaut, allein schon um die aufgenommenen Nahrungselemente abzutransportieren.
S. auch die Kommentare zu den Fragen **3.4** und **5.18**.

Frage 3.43   Lösung D

Kommentar s. Kommentar zu Frage **1.2** und **1.6**!

Frage **3.44** Lösung C

Kommentar s. Kommentar zu Frage **3.41**!

Frage **3.45** Lösung B

Kommentar:

Aufteilung der Trachea (Luftröhre) s. **Abb. 3.45**.

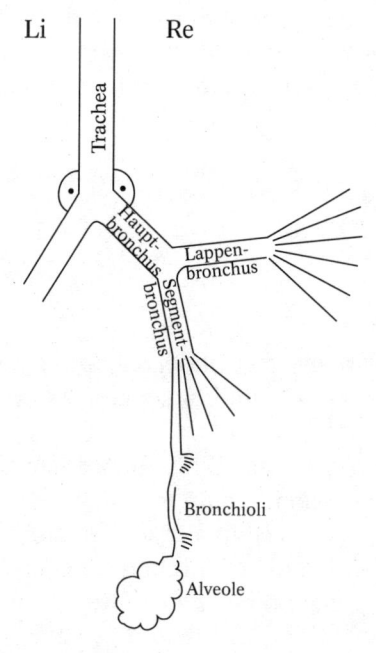

Abb. 3.45 Die Luftröhre

Zur kurzen Wiederholung sei erwähnt, daß die linke Lunge aus 2 Lappen und 9 bis 10 Segmenten besteht, die rechte Lunge dagegen 3 Lappen und 10 Segmente vorzuweisen hat. Dieses Phänomen erklärt sich aus der Lage des Herzens (links).
Die Trachea ist ein biegsames Rohr von 10–12 cm Länge, deren Wand durch 16–20 hufeisenförmige Knorpelspangen versteift wird. An der Bifurcatio tracheae teilt sich die Luftröhre in 2 Hauptbronchen (Bronchus) auf.

In die Lunge einziehend, erfolgt die weitere Aufteilung über die Segmentbronchien (Bronchi segmentalis) und den anschließenden Bronchioli in die Alveolen.
Ein Bronchus beschreibt die Fortsetzung der Trachea, da der anatomische Bau aus Knorpelspangen und respiratorischem Flimmerepithel entsprechend ist.
Bronchioli dagegen weisen keine Knorpelspangen mehr auf, und nach distal werden die Becherzellen und das Flimmerepithel kleiner. Doch erst ab den Bronchioli respiratorii findet der Gasaustausch statt.
Lesen Sie dazu auch Kommentar zu Frage 3.36!

Frage **3.46**   Lösung E

Kommentar:

Die Stimmbänder sind im Kehlkopfskelett verankert und für die Phonation zuständig. Mit Hilfe verschiedener Muskeln, unterschiedlicher Luftstromstärke und -geschwindigkeit ist es den Säugern möglich, Töne in unterschiedlichen Höhen zu erzeugen. Die Stimmbänder sind von mehrschichtig unverhorntem Plattenepithel überzogen.

Frage **3.47**   Lösung B

Kommentar:

Stichwort zur inneren Medizin wäre hier wohl der *Pneumothorax*. Die Lunge ist ein Organ, welches fast den gesamten Thorax ausfüllt. Außerhalb des Körpers allerdings fällt die Lunge in sich zusammen und ist dann etwa faustgroß. Bedingt wird dies durch die vielen elastischen Fasern, die im Lungengewebe enthalten sind.
Um innerhalb des Körpers zu erreichen, daß die Lunge entfaltet ist und sich somit auch mit Luft füllen kann, bedarf es eines kleinen Tricks.
Jeder von Ihnen kennt das Phänomen, wenn zwei oberflächlich befeuchtete Glasscheiben aufeinanderliegen und sich nicht mehr voneinander trennen lassen. Hier kann man die Parallele ziehen!
Die Pleura visceralis ist die Serosahaut, die mit der Lunge verwachsen ist.
Die Pleura parietalis liegt von innen dem Thorax an. Zwischen diesen beiden Blättern befindet sich der sogenannte Serosaspalt, ein mit Serosaflüs-

sigkeit gefüllter Vakuumraum. Bedingt durch dieses Vakuum ist es der Lunge unmöglich, unter normalen Umständen innerhalb des Körpers zu kollabieren.

Kommt es nun allerdings zu einer Verbindung des Pleuraspalts zur Außenwelt, z.B. durch einen Messerstich, oder einen Rippenbruch, so dringt Luft in den Pleuraspalt, das Vakuum schwindet, und das Lungengewebe gibt den elastischen Kräften des Gewebes nach. Die Lunge kollabiert.

Eine überblähte Lunge nennt man auch *Lungenemphysem* (A).

In Antwort C soll vermutlich die »inversive Atmung« beschrieben werden.

Lösung zu Frage 3.48:

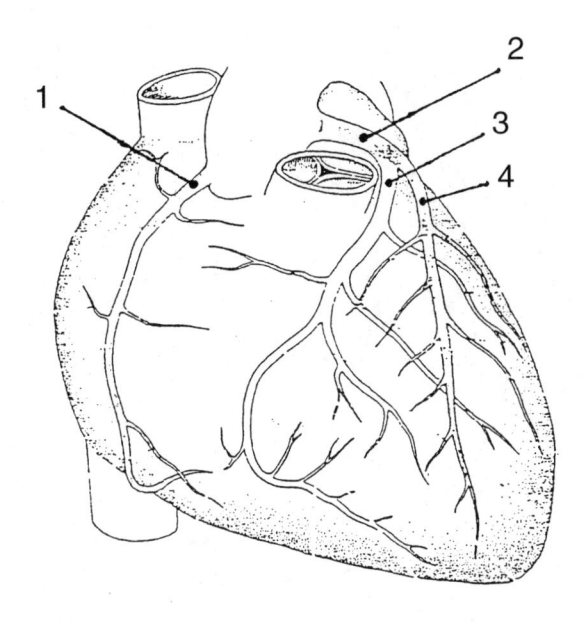

Abb. 3.48 Die Herzkranzgefäße

1. A. coronaria dextra (rechte Herzkranzarterie)
2. A. coronaria sinistra (linke Herzkranzarterie)
3. Ramus circumflexus
4. Ramus interventricularis anterior (Riva)

Lösung zu Frage 3.49:

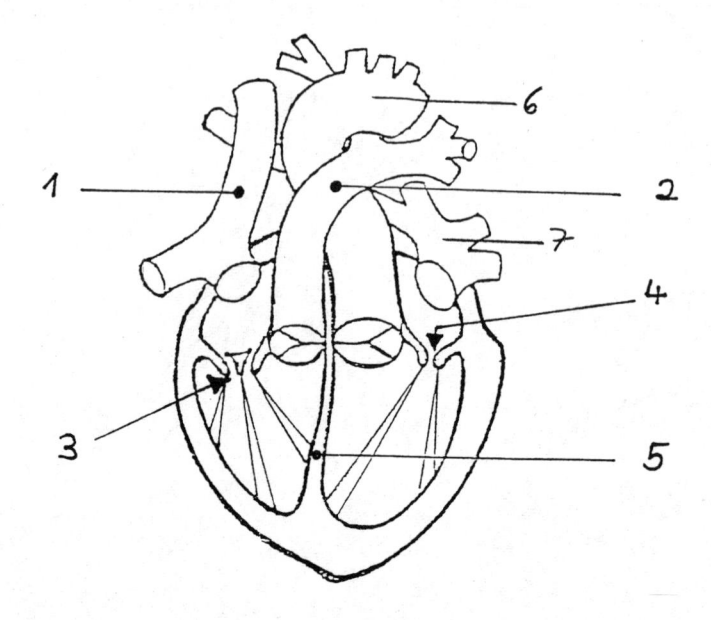

Abb. 3.49 Das Herz mit den großen Venen und Arterien

1. V. cava superior (obere Hohlvene)

2. A. pulmonalis (PA)

3. Trikuspidalklappe

4. Mitralklappe

5. Septum interventriculare (Ventrikelseptum)

6. Aorta (AO)

7. V. pulmonalis (Pulmonalvene, PV)

Frage **3.50**   Lösung C

Kommentar:

Bei dauernd erhöhtem Blutdruck ist das linke Herz gezwungen, mehr Kraft in der Auswurfphase aufzuwenden, um gegen den Druck anzupumpen. Durch die erhöhte Kraftaufwendung verdickt sich die Muskulatur, und der linke Ventrikel hypertrophiert (vergrößert sich) (C). Sollte diese Situation jedoch auch dann vom linken Herzen nicht bewältigt werden können, nimmt automatisch das Schlagvolumen des linken Ventrikels ab und das Residualvolumen zu. Es entwickelt sich eine Herzinsuffizienz und im extremen Fall ein Cor pulmonale (siehe Lehrbuch Innere Medizin und Krankenpflege, Urban & Schwarzenberg).

Frage **3.51**   Lösung C

Kommentar:

Bekannt ist, daß die V. pulmonalis sauerstoffreiches Blut führt und zum Niederdrucksystem zählt, Aussage A kann also verworfen werden.
Zum Niederdrucksystem zählt man die Kapillaren, die Venolen und Venen des großen Kreislaufs, das rechte Herz, den Lungenkreislauf, den linken Vorhof und den linken Ventrikel zur Zeit der Diastole.
Der Blutdruck im Niederdrucksystem schwankt ortsabhängig zwischen 2–30 mm Hg (B).
Im Hochdrucksystem fließen durchschnittlich nur 0,9–1 l Blut, dagegen im Niederdrucksystem zwischen 4–5 l (C).

Frage **3.52**   Lösung A

Kommentar s. Kommentar zu Frage **3.5**!

Frage 3.53   Lösung C

Kommentar:

Die Methode der Blutdruckmessung nach Riva – Rocci (RR) ist einfach zu erklären: Man legt die Blutdruckmanschette am Oberarm an und pumpt nun auf einen Wert um 150 mm Hg (beim Normotoniker) auf. Es ist bekannt, daß der Blutdruck normalerweise systolisch bei ca. 120 mm Hg liegt. Mit diesem Druck wird das Blut während der Systole also durch die Arterien gepumpt. Wegen des Drucks durch die Manschette kann kein Blut mehr fließen. Zu diesem Zeitpunkt kommt also keine Pulswelle mehr am Unterarm an. Wenn jetzt langsam der Druck abgelassen wird und der systolische Druck gerade unterschritten ist, reicht der Verschlußdruck durch die Manschette nicht mehr aus, und die erste Pulswelle schießt wieder in den Unterarm.

Man kann sich merken, daß der systolische Blutdruck nicht unter 100 mm Hg und der diastolische nicht über 100 mm Hg liegen sollte!

Frage 3.54   Lösung E

Kommentar s. Kommentar zu Frage 1.9, 1.12 und 3.13!

Frage 3.55   Lösung B

Kommentar:

Es gibt verschiedene Volumen, die bei dem LuFu (Lungenfunktionstest) gemessen werden.

Das *Atemzugvolumen* mißt normalerweise um die 500 ml und beschreibt das Volumen, welches wir unter Ruhebedingungen ständig ein- und ausatmen.

Die *Vitalkapazität* ist das Volumen, welches wir maximal bewegen können, also nach maximaler Inspiration ausatmen können (3400–4700 ml).

Die *funktionelle Residualkapazität* beschreibt das Volumen, das nach normaler Ausatmung noch in der Lunge vorhanden ist (ca. 2000 ml).

Als *Totalkapazität* beschreibt man die Luftmenge, die die Lunge nach maximaler Inspiration in sich bergen kann, also das maximale Füllungsvolumen (4500–5500 ml).

Für die Lungenvolumina gibt es noch verschiedene andere Werte, die ich ihnen in **Abb. 3.55** darstellen möchte.

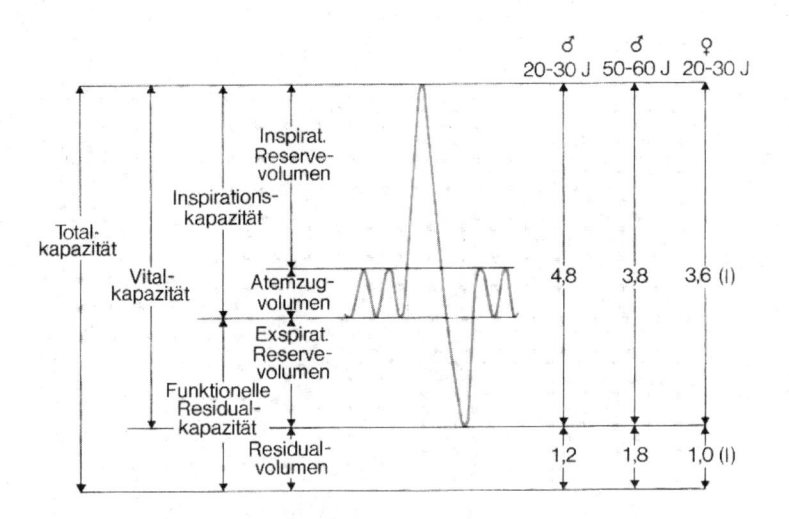

Abb. 3.55 Lungenvolumina und Lungenkapazitäten

Lösung zu Frage 3.56:

Bezeichnen Sie die gekennzeichneten anatomischen Strukturen. Die Aufgabe gilt als vollständig gelöst, wenn alle Strukturen richtig benannt sind – als teilweise gelöst, wenn mindestens drei Strukturen richtig benannt sind.

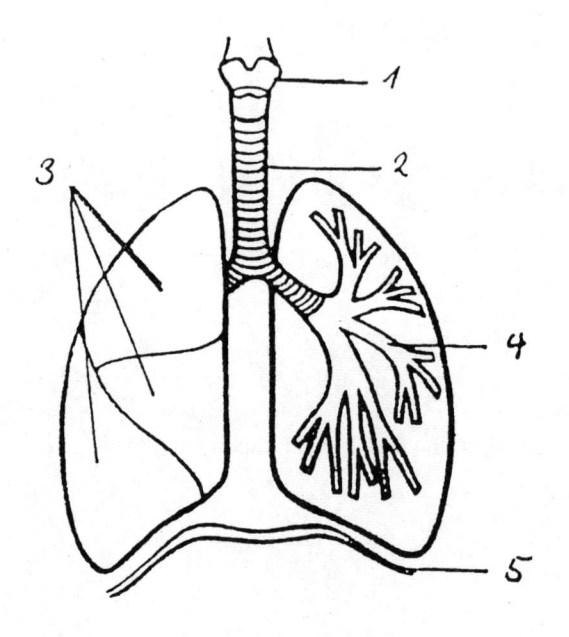

Abb. 3.56 Organe im Hals- und Brustkorbbereich

1. Kehlkopf

2. Trachea (Luftröhre)

3. rechter Lungenflügel

4. Bronchialäste

5. Zwerchfell

4 Blut und Hormone

Frage **4.1**   Lösung C

Kommentar:

ADH *(antidiuretisches Hormon, Vasopressin)* wird im *Hypothalamus* gebildet und über den *Hypophysenhinterlappen* (HHL) durch bestimmte Reize ins Blut ausgeschüttet.
Es wird über die Blutbahn zum *Erfolgsorgan Niere* transportiert und wirkt dort am *distalen Tubulus*.
Das ADH *erhöht die Wasserrückresorption*, so daß die endgültige Harnmenge und somit die Urinausscheidung *abnimmt*.

Eine einfache Erklärung:
Man stelle sich den distalen Tubulus als eine Wasserrinne vor, die ihren Ausgang an einem Wasserfaß (Blase) findet. Diese Rinne besitzt nun Poren, die sich öffnen und schließen. Im geschlossenen Zustand kann Wasser nur durch die Endöffnung in das Faß fließen: Dieser Zustand entspricht einem niedrigen ADH-Spiegel.
Sind die Poren geöffnet, fließt wenig Wasser in das Faß, da eine große Menge zuvor durch die Poren entweicht: Dieser Zustand entspricht einem hohen ADH-Spiegel im Blut.
Das Wasser, welches durch die Tubulusporen rückresorbiert wird, gelangt über das Gewebe zurück ins Blut.
Somit kann man sich vorstellen, daß eine *Hypovolämie* (niedriges Blutvolumen), gemessen durch Rezeptoren im rechten Atrium (Herzvorhof), eine *erhöhte ADH-Sekretion* des HHL bewirkt. Durch diesen Mechanismus kommt es dann zu einer verstärkten *Oligurie* – die gesparte, nicht ausgeschiedene Flüssigkeit dient jetzt der Behebung der Hypovolämie. Bei Erreichen des normalen Blutvolumens sinkt die ADH-Sekretion wieder auf einen Basalwert ab, und eine Normurie stellt sich ein.
Glukose wird *nicht* tubulär sezerniert, sondern *glomerulär filtriert*. Wird die *Schwelle* von 180 mg/dl überschritten, kann nicht die gesamte filtrierte Glukose rückresorbiert werden, so daß ein Teil ausgeschieden wird. Es entsteht eine *Glukosurie*. Glukose ist demnach eine »Schwellensubstanz« (A).

Oxytocin wird wie ADH im Hypothalamus gebildet und über den HHL ins Blut sezerniert, aber die Sekretion wird nicht durch ADH gesteuert.
Oxytocin (B) ist ein Hormon, welches auf die Muskulatur von Uterus und Brustdrüse wirkt.
Zum Ende einer Schwangerschaft steigt der Oxytocinspiegel und bewirkt das Einsetzen der *Wehentätigkeit*, indem es zu leichten Kontraktionen der Uterusmuskulatur führt, somit also die Frucht Richtung Cervix uteri und Scheide drückt.
Unter physiologischen Bedingungen produzieren die Brustdrüsen innerhalb von 24 Stunden nach Entbindung Milch, das Baby kann also gestillt werden. Der *Saugakt* bewirkt eine intensive mechanische Reizung der stark innervierten Mamillen. Das daraufhin *verstärkt* ausgeschüttete Oxytocin bewirkt nun eine *Kontraktion des Myoepithels* der Brustdrüse, so daß es zu einer *Ejektion der Milch* kommt.
Die Bildung von Adrenalin im NNM (Nebennierenmark) wird durch Streß und Blutdruckschwankungen angeregt, nicht aber durch ADH!

Frage 4.2 Lösung B

Kommentar:

Hämoglobin ist eine Substanz, bestehend aus zwei Komponenten: dem roten Blutfarbstoff, das *Häm*, und dem *Globinanteil*, der u.a. Träger und Stützfunktion wahrnimmt.
Erythrozyten leben ca. 110–130 Tage und werden dann durch das *retikuloendotheliale System* abgebaut (Leber, Milz, usw.). **Abb. 4.2**. Wenn man nach dem Abbauprodukt des Hämoglobins fragt, so ist dies nicht 100%ig korrekt, denn vornehmlich abgebaut wird das Häm. Häm (rot) wird über *Biliverdin* (grün) zu *Bilirubin* (rot) abgebaut. Aufgrund der schlechten Löslichkeit von Bilirubin im Blutplasma erfolgt der Transport zur Leber an *Albumin* gebunden. Bilirubin an Albumin gebunden, also noch nicht glukuronidiert, wird auch als *indirektes* Bilirubin bezeichnet. Nach Abkopplung von Albumin wird Bilirubin in die Leberzelle aufgenommen und dort mit Glukuronsäure verestert. Das so entstandene *direkte* Bilirubin wird nun über die Galle und unter Umgehung der Gallenwege über die Niere eliminiert. Das Bilirubin, welches mit der Galle in den Darm gelangt, wird hier über die Zwischenprodukte *Mesobilirubinogen, Sterkobilinogen* in *Sterkobilin* überführt, welches für die *Farbe des Fäzes* verantwortlich ist.
Ein geringer Teil des direkten Bilirubins gelangt über das Blut zu den Nie-

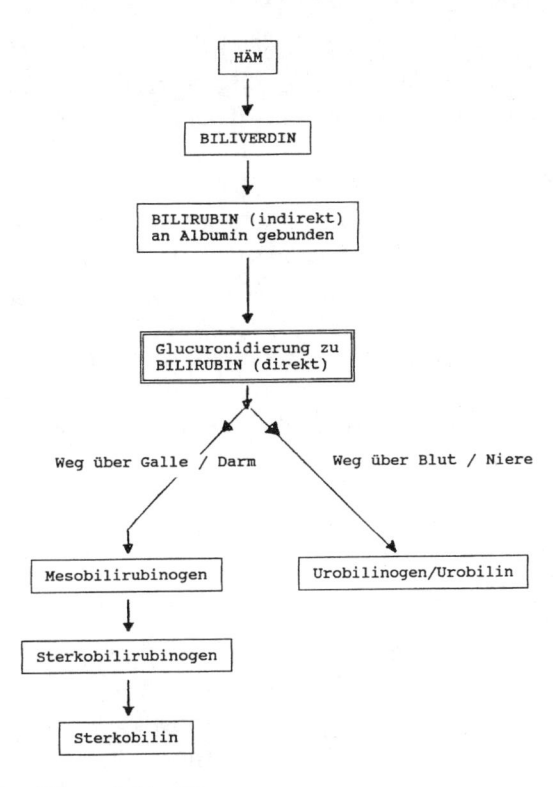

```
                    ┌─────────┐
                    │   HÄM   │
                    └────┬────┘
                         ▼
                  ┌─────────────┐
                  │  BILIVERDIN │
                  └──────┬──────┘
                         ▼
              ┌───────────────────────┐
              │  BILIRUBIN (indirekt) │
              │   an Albumin gebunden │
              └───────────┬───────────┘
                          ▼
              ┌───────────────────────┐
              │  Glucuronidierung zu  │
              │   BILIRUBIN (direkt)  │
              └───────────────────────┘
                  ↙                ↘
     Weg über Galle / Darm     Weg über Blut / Niere
              ▼                        ▼
     ┌──────────────────┐     ┌──────────────────────┐
     │ Mesobilirubinogen│     │ Urobilinogen/Urobilin│
     └────────┬─────────┘     └──────────────────────┘
              ▼
     ┌──────────────────┐
     │ Sterkobilirubinogen │
     └────────┬─────────┘
              ▼
        ┌───────────┐
        │ Sterkobilin│
        └───────────┘
```

Abb. 4.2 Der Hämoglobinabbau

ren, wo es als *Urobilin* oder *Urobilinogen* mit dem Urin ausgeschieden wird (ca. 4 mg/24-h-Urin).
Bei Leberstörungen wird vermehrt mit dem Urin ausgeschieden!

Frage 4.3   Lösung B

Kommentar:

S. auch Kommentar zu Frage **4.2**!
Die Anzahl der Erythrozyten im Blut beträgt ca. 4,6–5,2 ml Blut (A).
Die Blutgruppenunterteilungen innerhalb einer Spezies kommen dadurch zustande, daß bestimmte Mitglieder einer Spezies auf ihrer Erythrozytenoberfläche Antigene besitzen. Diese Blutgruppenantigene kommen nicht nur auf Erythrozyten, sondern auf sehr vielen anderen Zelloberflächen und in Körperflüssigkeiten vor.

Man unterscheidet insgesamt 4 verschiedene Blutgruppen (A, B, AB, 0). Entsprechend der Blutgruppen besitzt der Organismus Antikörper gegen alle nicht in seinem Blut vorkommenden Antigene.
Beispiel: Eine Person mit der Blutgruppe A besitzt also auf ihren Erythrozytenmembranen das Antigen A. Dementsprechend zirkulieren im Blut dieser Person Antikörper gegen das Antigen B, also gegen die Blutgruppe B. Vermischt man jetzt Blut der Gruppe A mit dem der Gruppe B, so kommt es durch die gebildeten Ag-AK-Komplexe zu einer Verklumpung oder Ausfällung. Diesen Sachverhalt nennt man *Agglutination*. Ein solches System macht man sich bei der Blutgruppenbestimmung zunutze! Daneben existiert bekanntlich auch noch das *Rhesussystem*. Hier unterscheidet man verschiedene Determinanten der AG und definiert RH(+) bei Vorkommen von der Determinante D, und Rh(–) bei Vorkommen der Determinante d. Tab. 4.3.

Tabelle 4.3 Das AB0-System

Blutgruppe		Antigen auf Erythrozyten	Antikörper im Serum
A	(40%)	A	Anti-B
B	(16%)	B	Anti-A
AB	(4%)	AB	keine
0	(40%)	keine	Anti-A/Anti-B

Die Erythrozyten entwickeln sich nach Differenzierung der Stammzelle aus den Retikulozyten I–IV. Retikulozyten enthalten noch einen Kern oder Kernbruchstücke im Gegensatz zu den Erythrozyten, diese sind kernlos (*Merken!*).
Im roten Knochenmark der platten Knochen reifen die Retikulozyten 1 und 2, im Blut aber findet man die Retikulozyten 3 und 4. Somit ist Aussage D eindeutig falsch.
Man kann die Aussage D auch anders auslegen. Erythrozyten besitzen *niemals* einen Zellkern, auch nicht im roten Knochenmark, im Gegensatz zu den Retikulozyten (D).
Die Lebensdauer der Erys beträgt im peripheren Blut ca. 120 Tage, also ca. 4 Monate (E).

Frage 4.4   Lösung E

Kommentar:

A) Hämodialyse   – Blutwäsche
B) Diastole   – Erschlaffungsphase des Herzens
C) Hämaturie   – Blut im Urin
D) Hämostase   – Blutstillung
E) Hämolyse   – Zerfall von Erys mit Hb-Austritt
F) Hämolysine   – Antikörper, welche die Permeabilität der Ery-Membran erhöhen, so daß Hämoglobin austritt (z.B. Schlangengifte und Autoimmun-AK).

Frage 4.5   Lösung C

Kommentar:

Die Prinzipien der Hormonlehre können Sie dem Kommentar zur Frage **6.7** entnehmen. An dieser Stelle möchte ich neben dem fragenbezüglichen Kommentar einmal den Wirkungsmechanismus von Hormonen an den Zellen erläutern.
Hormone binden sich meist an die Zellmembran nach dem Prinzip des *Schlüssel-Schloß-Systems*. Wird der *Hormonrezeptor* der Zelle aktiviert, aktiviert dieser wiederum das *Adenylatzyklasesystem*.
Das Hormon fungiert hier als sog. *first messenger*, cAMP als *Second messenger*. Durch die Anlagerung des Hormons kommt es an der Innenseite der Zellmembran zur Aufspaltung von ATP in cAMP (*Adenosinmonophosphat*). cAMP aktiviert eine *Proteinkinase*. Proteinkinasen sind meist Enzyme, die an ein Substrat einen Phosphatrest anhängen, um jetzt das entsprechende Hormon zu aktivieren.
Katecholamine wie Adrenalin und Noradrenalin werden im Nebennierenmark (NNM) synthetisiert, nicht in der Nebennierenrinde. Glukokortikoidsteroide, wie z.B. das Kortisol und das Kortison, entstehen in der NNR, sie wirken u.a. als Entzündungshemmer. Releasing-Hormon ist das adrenokortikotrope Hormon ACTH.
Syntheseort für Insulin und Glukagon ist das Pankreas. Die Wirkung können Sie im Kommentar zu Frage **5.12** nachlesen.
Parathormon ist ein Hormon der Nebenschilddrüse und reguliert den Kalzium- und Phosphathaushalt des Körpers.

Frage 4.6 Lösung B

Kommentar:

Die *Blutgerinnung* läuft *kaskadenartig* nach einem sehr logischen Schema ab.
Grundsätzlich gibt es 2 verschiedene Systeme, das *Extrinsic-* und das *Intrinsic-System*. Das Extrinsic-System wird bei Verletzung von *außen* aktiviert, z.B. bei Hautverletzungen oder Gefäßrupturen. Das Intrinsic-System ist an der Gerinnung *innerhalb* des Bluts beteiligt, z.B. bei der Bildung von Thromben.
Beide Systeme haben das Ziel, *Prothrombin* zu *Thrombin* umzuwandeln. Hierdurch wird nämlich *Fibrinogen* zu *Fibrin*, der Grundsubstanz von Blutgerinnseln.
Kalzium und *Vitamin K* sind wichtige *Coenzyme*. Diese helfen den Enzymen bei der Ausübung ihrer Funktion im Ablauf der Blutgerinnung. Medikamente wie Calziparin, Heparin, Markumar u.a. hemmen diese Coenzyme und andere Schritte der Blutgerinnung, so daß z.B. die Thrombosegefahr gemindert wird.
In der auf S. 223 aufgeführten **Abb. 4.6** ersehen Sie deutlich den Ablauf der Gerinnung!

Die aktivierten Faktoren sind mit dem Anhängsel »a« gekennzeichnet, die Faktoren allgemein mit »F«. Die mit Nummern symbolisierten Faktoren müssen Sie im Gegensatz zu den ausgeschriebenen nicht unbedingt mit Namen lernen. Der Faktor VIII fehlt übrigens bei der Hämophilie A, der Bluterkrankheit (5)!

Verwechseln Sie nicht die Blutgerinnung mit der *Blutstillung*. Die Blutstillung ist ein Oberbegriff des gesamten Systems. Hier differenziert man die primäre und die sekundäre Hämostase. Als *primäre Hämostase* wird der zunächst ablaufende 1–3 min dauernde Vorgang der Vasokonstriktion bezeichnet. Hierdurch wird die Blutströmungsgeschwindigkeit im verletzten Gebiet verringert, so daß zum einen die Blutung stark unterbunden wird, zum anderen verlängert sich auch die Thrombozytenverweilzeit.
Als *sekundäre Hämostase* beschreibt man den Vorgang der oben erläuterten Blutgerinnung.

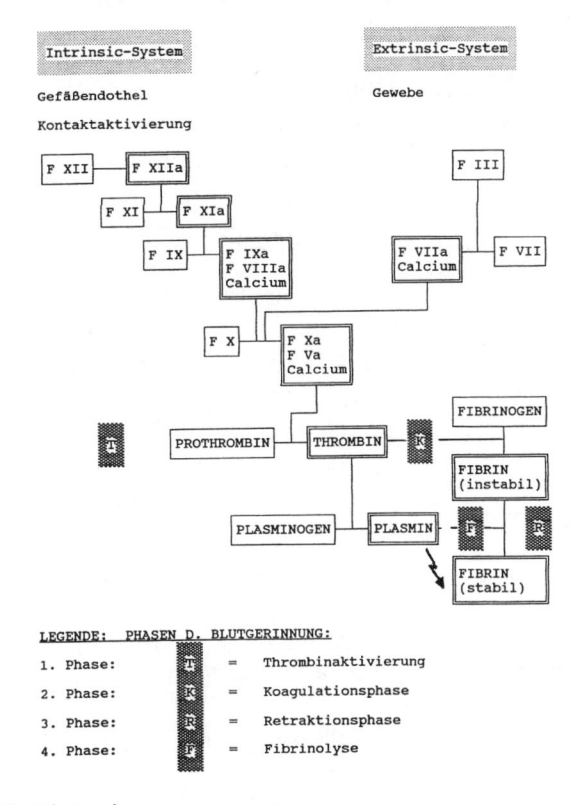

```
      Intrinsic-System              Extrinsic-System

   Gefäßendothel                 Gewebe
   Kontaktaktivierung

   ┌─────┐   ┌──────┐                        ┌───────┐
   │F XII│──▶│F XIIa│                        │ F III │
   └─────┘   └──────┘                        └───────┘
                │                                │
           ┌────┴┐   ┌──────┐              ┌─────┴──┐    ┌──────┐
           │F XI │──▶│F XIa │              │F VIIa  │────│F VII │
           └─────┘   └──────┘              │Calcium │    └──────┘
                         │                 └────────┘
                   ┌─────┴┐   ┌──────────┐     │
                   │ F IX │──▶│  F IXa   │     │
                   └──────┘   │  F VIIIa │     │
                              │  Calcium │     │
                              └──────────┘     │
                                   │           │
                             ┌─────┴┐    ┌──────────┐
                             │ F X  │───▶│   F Xa   │
                             └──────┘    │   F Va   │
                                         │  Calcium │
                                         └──────────┘
```

Abb. 4.6 Die Blutgerinnung

LEGENDE: PHASEN D. BLUTGERINNUNG:
1. Phase: T = Thrombinaktivierung
2. Phase: K = Koagulationsphase
3. Phase: R = Retraktionsphase
4. Phase: F = Fibrinolyse

Frage 4.7   Lösung C

Kommentar s. Kommentar zu Frage 6.8!

Frage 4.8   Lösung C

Kommentar:

Die Frage nach Hormonen und ihren Bildungsstätten scheint ein Hobby des Prüfungsamtes zu werden. Die Funktion der einzelnen Hormone sollten Sie, falls nicht bekannt, in Ihrem Lehrbuch unbedingt nachlesen. **Tab. 4.8** soll Ihnen beim Lernen helfen!

Tabelle 4.8 Hormone und ihre Syntheseorte

Syntheseort	Hormon
Hypophysenvorderlappen (Adenohypophyse)	somatotropes Hormon (Wachstumshormon) gonadotrope Hormone (Geschlechtshormone)
Hypophysenhinterlappen	ADH (Wasserhaushalt – Niere) Oxytocin (Muskulatur des Uterus, Wehen)
Schilddrüse	T3 (Trijodthyronin), T4 (Thyroxin) Kalzitonin (Ca-Abbau im Knochen ⇒ Erniedrigung der Ca-Blutkonzentration)
Nebenschilddrüse	Parathormon (Ca-Abbau im Knochen ⇒ Erhöhung des Ca-Blutspiegels)
Nebennierenrinde (NNR)	Mineralkortikoide (Aldosteron) Glukokortikoide (Kortison)
Nebennierenmark (NNM)	Katecholamine (Adrenalin, Noradrenalin, Dopamin)
Nieren	Erythropoetin (EPO) (Blutbildung) Renin (Wirkung auf die NNR)
Pankreas (Inselapparat)	Insulin (BZ-Anstieg) Glukagon (BZ-Abfall)
Ovar (zyklusabhängig)	Progesteron und Östrogen
Hoden	Testosteron

Frage **4.9**   Lösung A

Kommentar:

Granulozyten sind eine *Untergruppe der Leukozyten* und machen ca. 67% der weißen Blutkörperchen aus. Es sind Zellen der *unspezifischen Abwehr* (A2). Granulozyten zeigen *amöboide Beweglichkeit* und können die Kapillarwand durchdringen (*Diapedese*). Sie können Bakterien und kleine Teilchen phagozytieren und sind dabei auf keine bestimmte Art spezialisiert. Granulozyten sind meist die *ersten Zellen* am Ort einer Entzündung. *Lymphozyten*, ebenfalls eine Untergruppe der Leukozyten (ca. 25%), bewirken eine *spezifische Abwehr* (B3), d.h. ihre Abwehrfunktion beschränkt sich auf bestimmte Bakterienarten. Zu den Organen, welche Lymphozyten bilden (*lymphatische Organe*), gehören neben Lymphknoten die Milz, Thymusdrüse, Mandeln und Appendix vermiformis. Nach ihrer Ausdifferenzierung unterscheidet man B- von T-Lymphozyten (s. auch **4.17**). *Thrombozyten* werden im Knochenmark gebildet und haben normal eine Blutkonzentration von 150 000–300 000/ml Blut. Sie spielen eine wichtige Rolle bei *Blutgerinnung* und Blutstillung. Ein Mangel (Thrombozytopenie) führt zu Blutungsneigung, ein Überschuß (Thrombozytose) begünstigt die Entstehung von Thromben.

Frage **4.10**   Lösung C

Kommentar s. Kommentar zu Frage **4.8**!

Frage **4.11**   Lösung B

Kommentar s. Kommentar zu Frage **4.9**!

Frage **4.12** Lösung E

Kommentar:

Gerinnungsproteine sind Prothrombin und Fibrinogen, *Thrombokinase* ist ein Enzym. Vitamin-K fungiert im Gerinnungsablauf als Coenzym. Genaueres lesen Sie bitte im Kommentar zu Frage **4.6**!

Frage **4.13** Lösung D

Kommentar s. Kommentar zu Frage **4.6**!

Frage **4.14** Lösung D

Kommentar:

Die *Vorsteherdrüse* (Prostata) sezerniert das alkalische Ejakulat, um das Sperma zu verflüssigen. Darüber hinaus dient es als nährstoffreiches Medium.
Die übrigen Drüsenprodukte ersehen Sie aus **Tab. 4.8**!

Frage **4.15** Lösung A

Kommentar:

Glukokortikoide, auch Kortikosteroide genannt, werden in der *Nebennierenrinde* gebildet. Zu ihnen zählen die Hormone *Aldosteron* (s. Kommentar zu Frage **6.3**), *Gestagene* und *Kortison*.
Die *Steroidhormone* der NNR werden im Blut zu ca. 90% an *Transportproteine* gebunden, zu 10% zirkulieren sie frei. Der Abbau findet in der Leber statt. Die Steroidhormone entfalten ihre Wirkung intrazellulär nach Bindung an spezifische Zellmembranrezeptoren.
Im *Kohlenhydratstoffwechsel* führen die Glukokortikoide zu einer Steigerung der Glukoneogenese aus Aminosäuren. In der Leber bewirken sie eine Steigerung der Glykogensynthese, sie wirken also *glykogenanabol* (anabol = aufbauend, katabol = abbauend) (2). Im *Proteinstoffwechsel* wirken die

Glukokortikoide katabol, wie in Punkt 3 beschrieben. Übrigens kommt es auch zu einer erhöhten Lipolyse. Merken Sie sich bitte zu dieser Hormongruppe folgendes:

glykogen*anabol*/lipid- und protein*katabol*!

Die blutdrucksteigernde Wirkung (4) ist hauptsächlich der Wirkung von *Aldosteron* zuzuschreiben. Genauer Mechanismus im Kommentar zu Frage **6.3**!
Das adenokortikotrope Hormon (ACTH) übt die Funktion des Releasing- und Stimulations-Hormons aus – es induziert also die Synthese von Kortikosteroiden.

Frage **4.16** Lösung C

Kommentar:

Die Blutgerinnung wird in mehrere Phasen unterteilt, ihre Anzahl wird unterschiedlich beschrieben. Der Logik nach kann man allerdings diese Aufgabe leicht lösen.
Die erste Phase beschreibt die *Thrombinaktivierung* (C1) durch den Faktorkomplex FX und FV. Hierdurch wird Fibrinogen zu Fibrin umgewandelt: Die *Koagulationsphase* (Verklumpungsphase) wird eingeleitet (A2). In der *Retraktionsphase* wird flüssiges Fibrin fest (D3). Schließlich folgt die Fibrinolyse durch Plasmin (B4).

Frage **4.17** Lösung C

Kommentar:

Hämoglobin kann man eindeutig den Erythrozyten zuordnen, wie in Kommentar zu Frage **4.2** beschrieben.
Leukozyten sind kernhaltige Zellen, im Gegensatz zu den Erys!
Lymphozyten dienen der Abwehr und werden unten beschrieben.
Thrombozyten sind unerläßlich für die Blutgerinnung (s.o.).
Monozyten gehören der Leukozytengruppe an und sind sog. Freßzellen, also Phagozyten.

Spezieller Kommentar zur Immunologie

Die Immunologie beschreibt die Lehre der Abwehr im Organismus. Sie wird gewährleistet durch spezielle Zellen, die *Lymphozyten*. Diese unterscheiden sich je nach Differenzierungsort in B- und T-Lymphozyten und repräsentieren die *Antikörper* (AK). Die *Auslösung der Immunantwort* erfolgt durch die *Antigene* (AG) (körperfremde Substanzen).
Man unterscheidet das *humorale* vom *zellulären Abwehrsystem*.

Humorales Abwehrsystem
Es beruht auf der Tätigkeit der *B-Lymphozyten*. Der Beginn einer Infektion löst eine *Sofortreaktion* der B-Lymphozyten aus. Nach AG-Kontakt differenzieren sie sich zu *Plasmazellen* um. Nur die Plasmazelle ist fähig, gegen artfremde und körpereigene AG *spezifische AK* zu bilden, welche ganz bestimmte AG blockieren, indem sie mit ihnen *unlösliche Immunkomplexe* eingehen. Dieses spezifisch arbeitende humorale Abwehrsystem beginnt mit seiner Tätigkeit etwa ein halbes Jahr nach der Geburt. Jetzt entwickelt sich die *Immuntoleranz*: Der Körper lernt zu unterscheiden zwischen körpereigenen und körperfremden AG. Erythrozyten, Spermien u.a. zählen zu den körpereigenen Antigenen, die aber vom Organismus toleriert werden. Ist diese Toleranz durch einen pathologischen Prozeß nicht gewährleistet, entsteht eine *Autoimmunkrankheit*. Die *perniziöse Anämie* ist eine solche – gerichtet gegen die Magenschleimhautzellen.

Zelluläres Abwehrsystem
Aufgabe dieses Systems ist die *Spätantwort*. Es *phagozytiert* und *verdaut* die durch das humorale System gebildeten Immunkomplexe. Die *T-Lymphozyten* haben im Thymus die Fähigkeit zur Bildung unspezifischer Abwehrstoffe erworben, welche der extrazellulären Verdauung dienen. Dazu gehören:

Interferon: »Virus-Blocker«
Lysozym: Enzym, welches die Schutzhülle der Bakterien zerstört, u.a.

T-Lymphozyten fungieren als *Killer-, T-Helfer-, T-Suppressor-* und *Gedächtniszellen*, deren Aufgabe zu erklären hier den Umfang sprengen würde.

Immunglobuline
Diese Begriffe und Schemata sollten Sie immer verstehen: Immunglobuline sind die Antikörper, die von den B-Lymphozyten produziert werden. Man unterscheidet 5 Typen und ihre Wirkungsorte:

IgA: hauptsächlich in Sekreten des Körpers (merke: A wie außen),
IgD: kommt nur in geringer Konzentration im Serum vor,
IgE: verantwortlich für anaphylaktische und allergische Reaktionen,
IgG: das wichtigste Ig, stellt etwa ein Drittel aller Ig-AK dar. *Es durchdringt als einziges die Plazenta*, wird von der Mutter auf das Kind übertragen,
IgM: zerstört artfremdes Eiweiß.

Die Immunantwort läuft nach einem bestimmten Muster ab:
Die AK-Bildung setzt nach einer *Latenzzeit* von etwa 2 Tagen ein, steigt in einer *exponentiellen Phase* stark an und sinkt während Wochen oder Monaten langsam ab (*stationäre Phase*). **Abb. 4.17**.

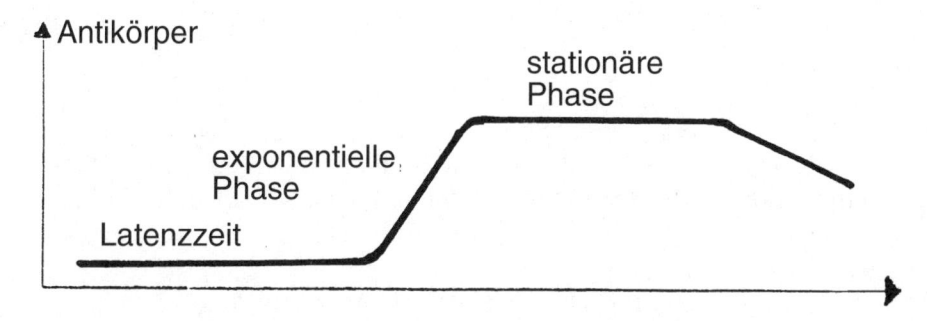

Abb. 4.17 Muster der Immunantwort

Frage **4.18** Lösung D

Kommentar:

Agglutination bedeutet Verklumpung. Die Blutgruppe A besitzt AK gegen die Blutgruppe B. Diese würden also die Erythrozyten der Blutgruppe B und der Blutgruppe AB angreifen.
Zum Verständnis der Blutgruppen und ihrer Antikörper lesen Sie bitte Kommentar zu Frage **4.3**.

Frage **4.19** Lösung D

Kommentar:

Blutgruppe AB bedeutet, daß die Erys mit den Antigenen A und B behaftet sind (1). Im Serum findet man demnach keine AK gegen eine der beiden Blutgruppen.
Rh (+) bedeutet die Serumeigenschaft D, Rh (–) die Serumeigenschaft d. Näheres entnehmen Sie bitte dem Kommentar zu Frage **4.3**!

Frage **4.20** Lösung C

Kommentar s. Kommentar zu Frage **4.3**.

Frage **4.21** Lösung B

Kommentar:

Stimulations-Hormone sind Hormone, die von der Hypophyse gesteuert werden. TSH regt in der Schilddrüse die Bildung von T3 und T4 an, ACTH die Produktion der NNR-Hormone, LH und FSH die ovarielle Tätigkeit. Die Nebenschilddrüse arbeitet unabhängig von der Hypophyse, wie das Pankreas auch.
Genaue Einzelheiten finden Sie im Kommentar zu Frage **6.8**!

Frage **4.22** Lösung B

Kommentar:

Erythrozyten und ihre Vorläufer, die Retikulozyten, entwickeln sich im roten Knochenmark. Thrombozyten sind zwar auch Zellen, die im roten Knochenmark gebildet werden, aber diese Kombination A2, B2, C2 ist nicht gegeben. Da nur die Thrombozyten als Vorläufer die *Megakaryozyten* (befinden sich auch im roten Knochenmark) besitzen, kann nur die Lösung B richtig sein. Eine hinterhältige Frage, die Sie sich merken sollten.

Frage 4.23   Lösung C

Kommentar:

Glandotrope Hormone sind Hormone, die auf endokrines Drüsengewebe wirken, z.B. Schilddrüse (3) und NNR (2).
Man differenziert hiervon die *gonadotropen Hormone* mit dem Erfolgsorgan Gonaden wie Ovar oder Hoden.
Näheres s. Kommentar zu Frage **6.8**!

Frage 4.24   Lösung A

Kommentar:

Die Wirkung von Aldosteron können Sie in Kommentar 6.3 nachlesen. Aldosteron retiniert Natrium und somit auch Wasser am Tubulussystem. Im Gegenzug wird vermehrt Kalium ausgeschieden.
Bei *Aldosteronmangel* kann nur wenig Natrium und Wasser retiniert werden, es wird also vermehrt ausgeschieden (1 und 2). Der Natriumverlust heißt *Hyponatriämie*, der Wasserverlust *Hypohydration*. Die Austrocknung der Gewebe wird verursacht durch den Versuch des Körpers, das Blutvolumen aufrechtzuerhalten. Wegen der starken Natriumausscheidung wird zur Erhaltung des Elektrolytgleichgewichts jetzt Kalium zurückgehalten. Die Folge ist eine *Hyperkaliämie* (5), welche u.a. schwere *Herzrhythmusstörungen* auslösen kann.
Im umgekehrten Fall, bei *Aldosteronüberschuß*, ist die *Natrium-Wasser-Retention* so stark, daß es zu einer *Oligurie* kommt. Die vermehrte Körperflüssigkeit kann durch die Bildung von generalisierten *Ödemen*, besonders durch ein *Lungenödem*, kompensiert werden.
Hier käme also folgende Kombination in Frage:
   Ödemneigung/Hypernatriämie/Hypokaliämie.

Frage **4.25** Lösung D

Kommentar s. folgende Kommentare: **4.5**, **5.12**, **Tab. 5.44**.

Pkt. 1:	Kommentar zu Frage **4.15**
Pkt. 2:	Kommentar zu Frage **5.15**
Pkt. 3:	*Interferone* werden vom »zellulären Immunsystem« sezerniert und *hemmen das Wachstum von Viren!*
Pkt. 4:	Kommentar zu Frage **4.1**
Pkt. 5:	**Tab. 6.8.3.**

Frage **4.26** Lösung C

Kommentar:

Wer diese Frage nicht beantworten konnte, sollte zunächst den Kommentar zu Frage **4.6** lesen und sich das Blutgerinnungsschema auf S. 223 einprägen.
Nach einer Gewebsverletzung (1) wird das Extrinsic-System durch den freiwerdenden Gewebsfaktor *Gewebsthromboplastin* aktiviert (4). Nach der kaskadenartigen Aktivierung wird dann in der Thrombinaktivierungsphase Prothrombin zu Thrombin (5). Dieses wiederum bewirkt durch die Einwirkung auf Fibrinogen (3) dessen Aktivierung zu Fibrin in der Koagulationsphase (2).

Frage **4.27** Lösung C

Kommentar:

Die Verteilung der Elektrolyte zwischen Extra-, Inter- und Intrazellularraum spielt für unseren Körper eine besonders wichtige Rolle.
Man kann sich als Grundlage folgendes merken:

Intrazellulär: Natrium gering – Kalium hoch.
Extrazellulär: Natrium hoch – Kalium gering.

Die Punkte 3 und 4 sind zu den Fragen **4.24** und **6.3** kommentiert.

Frage **4.28** Lösung B

Kommentar:

Man unterscheidet den inneren von dem äußeren Gasaustausch. Der innere bezieht sich auf die Kompartimente Zelle – Blut, der äußere auf die Kompartimente Blut – Luft (Lunge)!
Näheres sollten Sie in Ihrem Lehrbuch nachlesen, eine Erklärung wäre hier zu umfangreich.

Frage **4.29** Lösung B

Kommentar:

Ich habe die Frage nochmals aufgeführt, da hier u.a. Begriffe aufgeführt werden, die nicht alltäglich verwendet werden.
Die Antwort zu dieser Frage ist schon ausführlich im Kommentar zu Frage 3.2 erläutert worden.
Unter *Resorption* versteht man die Aufnahme von Stoffen durch ein Zellsystem. So werden z.B. 99% der Primärharnmenge durch das Tubulussystem der Niere rückresorbiert (dadurch entsteht der *Sekundärharn*, aber das wissen Sie bestimmt schon!).
Der Begriff *Filtration* sollte jedem geläufig sein, anders allerdings verhält es sich mit der *Konvektion*. Sie wird definiert als »Strömung von Molekülen, und zwar von Gas oder Flüssigkeitsmolekülen bestimmter Temperatur zu einem Ort mit anderer Temperatur«.

Frage **4.30** Lösung D

Kommentar:

Die Nebenschilddrüse produziert u.a. das Parathormon. Dieses Hormon wirkt, den Phosphathaushalt betreffend, synergistisch mit Kalzitonin (aus den C-Zellen der Schilddrüse kommend). Es senkt die Phosphatkonzentration im Blut, z.B. durch erhöhte renale Ausscheidung (3).
Bezüglich des Kalziumhaushalts steigert Parathormon, im Gegensatz zum Kalzitonin, die Kalziumkonzentration im Blut durch erhöhte Mobilisation

aus dem Knochen, erhöhte Resorption aus dem Darm und verminderte Ausscheidung durch die Niere.
Blutzucker- und Fettabbauregulation durch dieses Hormon sind noch unbekannt.

Frage 4.31   Lösung D

Kommentar:

Den Kommentar zur Lösung B-3 finden Sie im Kommentar zur Frage **4.15**.
Die Antwort C-3 wird erläutert in den Kommentaren zu Frage **4.23** und **6.8**!

An dieser Stelle möchte ich einmal die Synthese und Sekretion von T3/T4 näher beschreiben:
Die Herkunft von TRH, TSH und T3/T4 wird im Kommentar zu Frage **6.8** dargestellt.
Zunächst muß Jod mit der Nahrung zugeführt, im Darm resorbiert und von den Schilddrüsenzellen aufgenommen werden. Voraussetzung für die Synthese ist die tägliche Aufnahme von ca. 150 µg. Alle im folgenden beschriebenen Vorgänge werden durch TSH stimuliert. Der Transport in die Schilddrüsenzelle muß aktiv erfolgen, da die Konzentration in den Zellen sehr viel höher als im Blut ist.
Im Inneren der Schilddrüsenzellen wird das Protein *Thyreoglobulin* gebildet, in dem viele *Tyrosinmoleküle* verankert sind. Durch bestimmte chemische Veränderungen und durch den anschließenden Anbau von 3 oder 4 Jodmolekülen entsteht dann aus Tyrosin das T3 bzw. T4.

Frage 4.32   Lösung D

Kommentar s. Kommentar zu Frage **4.3**!

Frage **4.33** Lösung E

Kommentar:

Dieses Faktum sollte man sich einfach merken. Genaue Erläuterungen zum Blutgruppensystem finden Sie im Kommentar zu Frage **4.3**!

Frage **4.34** Lösung C

Kommentar:

Diese Frage ist bestimmt auf große Verwunderung und ein müdes Lächeln gestoßen. Auch ich hätte in einem Krankenpflegeexamen nicht mit einer solchen Frage gerechnet. Manchmal ist die Spitzfindigkeit der Prüfungskommission kaum noch zu übertreffen! Eine ähnliche Frage wurde schon einmal gestellt, s. Frage **4.22**!

Um dem nächsten Examen aber vorzugreifen, möchte ich mit Ihnen die Stammzellen aller Blutzellen kurz besprechen.
Zunächst einmal stammen alle Blutzellen von ein und derselben Stammzelle ab. Auf ihrem Entwicklungsweg differenzieren sich diese dann zu Erythrozyten, Leukozyten, Thrombozyten und Lymphozyten.
Die Beschreibung der Entwicklung der Erythrozyten (E) lesen Sie bitte im Kommentar zu Frage **4.3** nach – vielleicht ist dies die nächste Frage im kommenden Examen!
Die Stammzelle der *Leukozyten* nennt man *Myeloblast*. Der Myeloblast differenziert sich später in Granulozyten und Monozyten. Der Lymphozyt dagegen differenziert sich nicht aus dem Myeloblasten, sondern verlegt seine abgewandelte lymphatische Stammzelle in lymphatisches Gewebe!
Die *Thrombozyten* entwickeln sich von der Stammzelle ausgehend über den *Megakaryoblasten* und dem nachfolgenden *Megakaryozyten*. Das Verwirrende an der Fragestellung ist, daß nach der Stammzelle gefragt wird! Die Antwort müßte dann also heißen »Megakaryoblast«. Hier spricht man aber vom Megaloblasten – eine irritierende Antwortmöglichkeit.
Der *Megaloblast* ist die Vorstufe des Megalozyten, welcher bei einer *perniziösen Anämie* zu finden ist.
Plasmazellen (A) produzieren Immunglobuline und sind ausdifferenzierte B-Lymphozyten nach Antigenkontakt – lesen Sie bitte hierzu auch den Kommentar zu Frage **4.17**.
Histiozyten (B) sind Zellen des Abwehrsystems und werden im Blut auch als *Monozyten* bezeichnet.

Frage **4.35**   Lösung D

Kommentar:

Der Blut-pH-Wert ist für die Ganzkörperfunktion äußerst bedeutend. Verschiebungen können sowohl durch Lungenerkrankungen (respiratorisch) als auch durch Stoffwechseldefekte (metabolisch) verursacht werden.
Eine genaue Beschreibung der Ursachen und Folgen würde den Rahmen eines einfachen Kommentars sprengen. Sie sollten auf jeden Fall über den Säure-Basen-Haushalt in einem Fachbuch nachlesen.
Hier möchte ich nur soviel sagen, daß Niere und Lunge die Organe sind, die maßgeblich an der Regulation des Säure-Basen-Haushalts beteiligt sind.
Man unterscheidet Azidosen (metabolisch oder respiratorisch) bei einem Blut-pH-Wert kleiner als 7,37 von Alkalosen (respiratorisch oder metabolisch), wenn der Blut-pH-Wert über 7,43 liegt.

Frage **4.36**   Lösung B

Kommentar:

Die respiratorische Azidose kommt bei Lungenerkrankungen vor, wenn die Atemwege verengt sind, z.B. beim Asthma bronchiale und bei Bronchitis, also »obstruktive Lungenerkrankungen«. Aber auch »restriktive Lungenerkrankungen« verursachen eine respiratorische Azidose. Restriktiv bedeutet, daß die Perfusion durch die Lungenmembran gestört ist, wie z.B. bei einer Lungenfibrose. All diese Erkrankungen behindern den Gasaustausch. Bedeutend hier ist immer der CO_2-Wert. Ob obstruktiv oder restriktiv, Fazit ist, daß durch die verminderte CO_2-Ausatmung das Gas im Blut bleibt. Hierdurch übersäuert (pH-Wert sinkt) das Blut.
Durch chemische Umwandlung des CO_2 in Wasserstoffionen gelingt es der Niere aber häufig, dies wieder zu kompensieren. In einem solchen Fall spricht man dann von einer kompensierten respiratorischen Azidose, denn obwohl der CO_2-Wert noch hoch ist (respiratorisch), konnte der pH-Wert im Blut normalisiert werden (kompensatorisch).
Gleiche Beispiele gibt es natürlich auch für alle Formen der Alkalose!

Frage **4.37**   Lösung C

Kommentar:

γ-Globuline sind eine Fraktion unter Proteinen, die für die Abwehr zuständig ist. Eine genaue Erläuterung zu den Untergruppen finden Sie im Kommentar zu Frage **4.17**!
Die Trägerfunktionen (B, D, E) übernehmen normalerweise die Albumine.

Frage **4.38**   Lösung D

Kommentar:

Es sollte bekannt sein, daß die Zellen der Lösungen A, B und E normalerweise im Blut vorkommen.
Aber auch die Retikulozyten, Vorläufer der Erythrozyten, zirkulieren im Blut. Lesen Sie dazu den Kommentar zu Frage **4.3**!
Plasmazellen (D) sind die einzigen Zellen, die hier gemeint sein können. Unter der Prämisse »normalerweise« wird man wohl die Situation verstehen, wo unser Körper keine Abwehrmaßnahmen auszuführen hat – also auch keine B-Lymphozyten zur Plasmazelle differenzieren.

Frage **4.39**   Lösung A

Kommentar:

Enzyme sind Eiweißkörper, die in pflanzlichen und tierischen Zellen gebildet werden und als *Reaktionsbeschleuniger* (Katalysator) wirken. Die von Enzymen umgesetzten Stoffe werden Substrate genannt. Das Resultat einer solchen chemischen Reaktion ist das Produkt. Katalysatoren verbrauchen und verändern sich nicht, sondern sind für die nächste Reaktion wieder voll einsatzbereit.

Frage **4.40**   Lösung E

Kommentar s. Kommentar zu Frage **4.1**!

Frage **4.41**   Lösung D

Kommentar s. Kommentar zu Frage **5.12** und **5.16**!

Frage **4.42**   Lösung B

Kommentar:

Albumine sind Proteine, die maßgeblich u.a. durch ihr Wasserbindungsvermögen an der Aufrechterhaltung des *osmotischen Drucks* beteiligt sind. Außerdem dienen sie als Trägerproteine.

Ein Patient mit niedrigem Blutdruck erhält in der Klinik oft Humanalbumin. Warum? Nun, wenn der ZVD (zentraler Venendruck) niedrig ist und eine Hypotonie vorliegt, läßt es den Rückschluß zu, daß diese Hypotonie durch zu geringes Blutvolumen verursacht wird.
Man kann also diese hypovolämische Hypotonie dadurch beseitigen, indem man Humanalbumin zuführt. Es zieht das Wasser aus den Geweben, und das Blutvolumen steigt wieder an, der ZVD steigt, und der Normotonus stellt sich ein. Auch Ödeme, die durch osmotische Blutveränderungen verursacht sind, können so behoben werden.

Die Funktion von Fibrinogen und Globulinen können Sie in den Kommentaren zu den Fragen **4.6** und **4.37** nachlesen.

Frage **4.43**   Lösung D

Kommentar s. unbedingt Kommentar zu Frage **4.17**!

Frage **4.44**   Lösung C

Kommentar:

Diese Frage verwirrt zunächst, ist aber einfach. Hier wird lediglich Grundwissen erfragt. **Tab. 4.44.**

Tabelle 4.44 Die wichtigsten Grundinformationen zu den Blutzellen

Zellen	Daten
Erythrozyten:	4,5–5,5 Mill. pro ml Blut (8) kernlos (7) *Vorstufe:* Erythroblast ⇒ Retikulozyt ⇒ Erythrozyt *Lebensdauer:* 120 Tage Abbau in Milz und RES *roter Blutfarbstoff:* Hämoglobin Gastransportfunktion (CO_2 und O_2) (4)
Leukozyten:	4000–10 000 pro ml Blut (9) *Untergruppen:* Granulozyten, Monozyten, Lymphozyten Granula (2) stab- und segmentkernig (3) Phagozytose und Infektionsabwehr (5) *Vorstufe:* Myeloblast
Thrombozyten:	150 000–350 000 pro ml Blut (1) Blutplättchen für Gerinnung (6) *Vorstufe:* Megakaryoblast *Lebensdauer: 5–11 Tage* Abbau in Leber, Lunge, Milz

Frage 4.45   Lösung C

Kommentar:

Die Milz *(Lien, Splen)* ist ein bohnenförmiges, ca. 150 g schweres, *lymphatisches Organ.* Es liegt intraperitoneal im linken Oberbauch unter dem Zwerchfell.
Sie wird von der A. lienalis aus dem Truncus coeliacus arteriell versorgt und über die V. lienalis in die V. portae venös entsorgt. Die Milz hat die Funktion der immunologischen Kontrolle und der Phagozytierung überalterter Erythrozyten und Thrombozyten. Man kann sich die Milz wie ein Sieb vorstellen, welches junge, gut verformbare Zellen durch ihr Maschenwerk schlüpfen läßt, alte, starre Zellen dagegen filtert.

5 Verdauungssystem

Frage **5.1** Lösung D

Kommentar:

Das *Zwerchfell* (1), auch Diaphragma genannt, trennt den Thorax vom Abdomen. Es wird von mehreren Leitungen durchbrochen: Aorta, Ösophagus, V. cava inferior, u.a.
Innerviert wird das Diaphragma motorisch vom *N. phrenicus* (2) – er entspringt als gemischter Nerv mit sensiblen und motorischen Anteilen dem Plexus cervicalis (besonders C4). Er versorgt die *Pleura mediastinalis* sensibel.
Der Magen (3) liegt natürlich unter dem Zwerchfell: An einer kleinen Stelle ist das Perikard mit dem Diaphragma verwachsen – man nennt diesen Abschnitt den sogenannten *Herzsattel* (4). Die Kontraktion der muskulären Anteile des Zwerchfells führte zum Abflachen der Kuppel und somit zur Vergrößerung des Pleuraraums, die Lunge dehnt sich aus = Inspiration (5).

Frage **5.2** Lösung B

Kommentar:

Die *Resorption von Fetten* (A) findet im Jejunum und Ileum statt, nachdem sie von spezifischen Lipasen zersetzt wurden.
Der Dickdarm (Kolon) hat die Aufgabe, den Fäzes einzudicken, indem er ihm Wasser und Elektrolyte (B) entzieht. Im Kolon kommen auch verschiedene Bakterien vor, die nur unter pathologischen Umständen in den Dünndarm gelangen. Auch die *Resorption von Kohlenhydraten* (C) spielt sich im Dünndarm ab, z.T. aber auch schon im Mund, wo die Mundspeicheldrüsen kohlenhydratspaltende *α-Amylase* sezernieren.
α-Amylase (D), ein kohlenhydratspaltendes Enzym, wird in Mundspeicheldrüsen und Pankreas gebildet und sezerniert.
(E) *Chymotrypsin* entsteht im Pankreas in *inaktiver* Form als *Chymotrypsinogen* (Schutz vor Selbstverdauung) und wird im Duodenum durch die *Enterokinase* in ein proteinspaltendes Enzym aktiviert.

Frage **5.3** Lösung B

Kommentar:

Die Aussage 1 spricht für sich!
Magen wie auch Leber liegen *intraperitoneal* (3), aber das Pankreas liegt *retroperitoneal* (2). Man sollte die Organlagen am besten auf einen Zettel aufzeichnen – sie werden sehr oft im Staatsexamen abgefragt.
Der Magen besteht aus glatter Muskulatur: einer Längs-, Ring- und Schrägschicht – also aus 3 *Schichten* (4)!
Man merke sich folgende Reihenfolge (5) von oben nach unten:
Kardia – Fundus – Korpus – Antrum – Pylorus.
(S. auch Kommentar zu Frage **5.21**!)

Frage **5.4** Lösung C

Kommentar:

Die Frage nach den 3 Magenzelltypen und ihren Produkten wird sich oft stellen. Deshalb möchte ich hier einmal festhalten, welche Zellen im Magen was produzieren.
Hauptzellen. Sie bilden das eiweißspaltende Enzym Pepsinogen, welches nur bei einem ph-Optimum von 1,5–2,0 in die aktive Form des Pepsins überführt wird.
Belegzellen. Sie sondern Wasserstoffionen ab, die zur Bildung der im Magensaft vorhandenen Magensäure (HCl) notwendig sind. Außerdem produzieren sie den Intrinsic-Faktor, welcher für die Vitamin-B_{12}-Resorption essentiell ist.
Nebenzellen. Sie produzieren den Magenschleim (Muzin), der die Schleimhaut vor Eigenverdauung schützt.

Die *Becherzellen* produzieren zwar auch Schleim, sind aber für den Magen von keiner Bedeutung.
Becherzellen sind unter anderem für die Befeuchtung der Luft im Respirationstrakt und für die Verschleimung des Dünndarms zuständig.

Frage 5.5 Lösung C

Kommentar:

Die Magensaftproduktion (1) beträgt ca. 2–3 l/Tag. Sie wird angeregt durch *psychische Reize* (an Essen denken) sowie durch *optische Reize* (Essen sehen) und durch *Geruchsempfindungen*. Diese Reize bewirken u.a. die vermehrte Bildung des Hormons *Gastrin* in den Zellen des Duodenums. Gastrin gelangt über die Blutbahn zum Magen und bewirkt eine vermehrte Magensaftsekretion. Die *peristaltische Kontraktion* (3) befördert zum einen den Bolus (Bissen) von der Kardia zum Pylorus, zum anderen gewährleistet sie eine *optimale Vermischung des Bolus* mit dem Magensaft.

Punkt 2, 4 und 5 sind in Kommentar zu Frage **5.4** besprochen.

Frage 5.6 Lösung C

Kommentar:

Der Dünndarm ist ca. 5–6 m lang (C) und setzt sich aus Duodenum (Zwölffingerdarm), Jejunum und Ileum zusammen. Der größte Teil des Dünndarms liegt intraperitoneal, die Ausnahme macht hier das Duodenum. Das Duodenum liegt mit seinem absteigenden Teil (Pars descendens duodeni) retroperitoneal.
Der Dünndarm ist im Gegensatz zum Dickdarm bakterienfrei, dies wird u.a. gewährleistet durch die sogenannte *Bauhin-Klappe* – auch *Ileozäkalklappe* genannt. Sie läßt den Fäzes nur in Richtung Kolon fließen, jedoch nicht umgekehrt.
Funktion des Dünndarms: Resorption von Nahrungsbestandteilen (Proteine, Zucker und Lipide). Besonders das Ileum ist für die Resorption von Vitamin B12 zuständig. (Eine häufige Examensfrage!)

Viele Examenskandidaten haben Probleme, sich die Lageformen intra-, retro- und subperitoneal vorzustellen. Hier eine kleine Hilfestellung:

Nehmen Sie ein DIN-A4-Papier – es symbolisiert das Peritoneum – und legen Sie es flach auf den Tisch. Der Tisch soll die Rückwand des Abdomens darstellen. Wenn man nun einen Stift (entspricht dem Darm) unter das Papier legt, so liegt dieser »retroperitoneal«, denn das Peritoneum verläuft ventral des Stiftes und umhüllt diesen nicht.

Heben Sie den Stift nun in die Höhe, ohne die Papierlage zu verändern, so erkennen Sie, wie sich das Papier (Peritoneum) um den Stift schmiegt. Der Stift liegt nun »intraperitoneal«, also umhüllt vom Peritoneum! **Abb. 5.6.**

Frage **5.7**   Lösung E

Kommentar:

Das Duodenum, auch *Zwölffingerdarm* genannt (3), das den Pankreaskopf umschließt, läßt eine »*C-Form*« erkennen.
Es gliedert sich in 3 Anteile: Pars transversis, Pars descendens (retroperitoneal) (2), Pars ascendens, die dann in das Jejunum übergeht.
Der Bauch des Duodenal-Cs grenzt an die rechte Niere (6) und wird von der Leber verdeckt (5).
In das Duodenal-C mündet der Ductus choledochus zusammen mit dem Ductus pancreaticus in die Papilla Vateri. Somit ist die *Vater-Papille* Ausflußort für Pankreas- und Gallensäfte! **Abb. 5.7.**

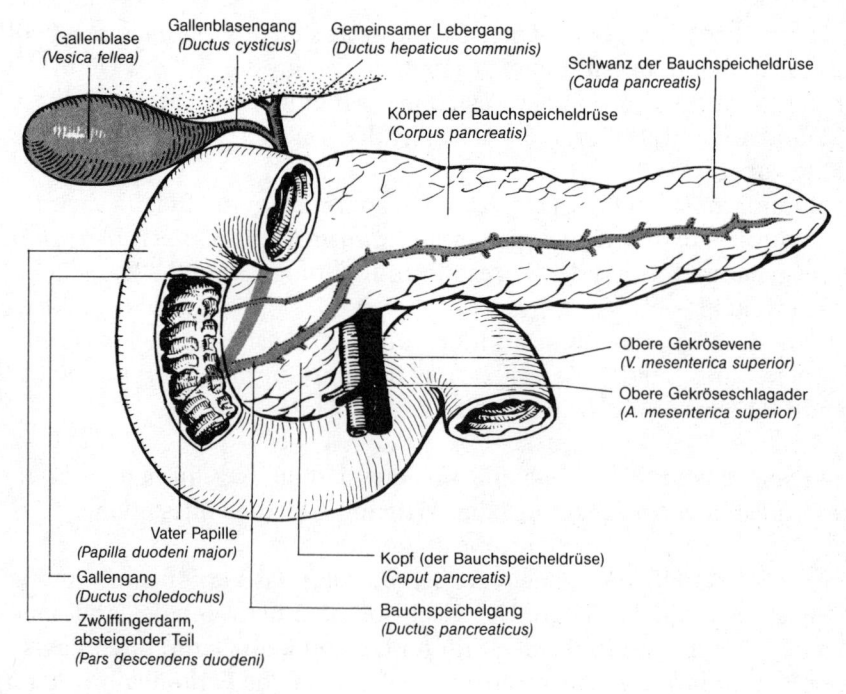

Abb. 5.7   Das Duodenum

Frage **5.8**   Lösung C

Kommentar:

Das Kolon gliedert sich anatomisch in folgende Bestandteile: Zäkum (Blinddarm), Colon ascendens (retroperitoneal), Colon transversum (intraperitoneal), Colon descendens (retroperitoneal), Colon sigmoideum (subperitoneal), Rektum.
Das Kolon hat die Funktion der Wasser- und Elektrolytresorption (2), wodurch der flüssige Fäzes eingedickt wird. Die Fettresorption findet in Jejunum und Ileum statt.
Die Wand des Kolons besteht grundsätzlich aus glatter Ringmuskulatur, die an regelmäßigen Stellen (Haustren) eingeschnürt ist. Diese »*Haustrierung*« (1) kann man sehr gut am Pferdekot (Pferdeäpfel) erkennen. Neben den Ringmuskelbändern besitzt das Kolon auch 3 Längsmuskelbänder: *Taenia libera, Taenia mesocolica, Taenia omentalis*. Durch die Längsmuskelbänder kann der Fäzes bei Kontraktion Richtung Rektum geschoben werden. An der Taenia libera haften die *Fettanhängsel* (Appendices epiploicae).
Das Kolon wird arteriell von der A. mesenterica superior und inferior versorgt. Der Truncus coeliacus versorgt Magen, Pankreas, Milz und Leber (s.o.).
S. dazu Skizze zu Frage **5.23** und **5.50**!

Frage **5.9**   Lösung D

Kommentar s. Kommentar zu Frage **3.8** und **3.29**!

Frage **5.10** Lösung B

Kommentar:

Diese Frage wurde bisher in noch keinem Examen gestellt, aber was nicht ist, kann noch werden!
Malen Sie sich aus dem Gedächtnis immer wieder **Abb. 5.10** auf – sie wird Ihnen auch bei anderen Fragestellungen nützlich sein!

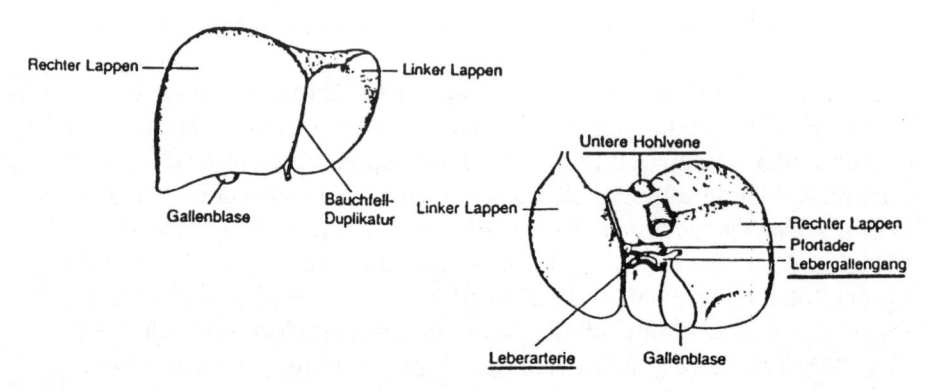

Abb. 5.10   Die Leberpforte (Porta hepatis)

Frage **5.11** Lösung C

Kommentar:

An dieser Stelle möchte ich gern einen Exkurs in die Blutversorgung der Leber unternehmen, der auch für die mündliche Prüfung in »innerer Medizin« nützlich sein kann!
Das Gefäßprinzip der Leber: Venöses, nährstoffreiches Blut sammelt sich aus Milz und Magen-Darm-Trakt in der V. portae.
Arteriell versorgt wird die Leber aus Ästen des Truncus coeliacus, nämlich den Aa. hepaticae.
Mit diesen beiden Gefäßen verläuft immer ein Gallengang. Durch Vene, Arterie und Gallengang wird eine Trias gebildet, welche man in den *Periportalfeldern* wiederfindet: den Raum zwischen den Leberläppchen. Vom Periportalfeld verläuft die V. interlobularis (aus der V. portae kommend) zum Leberläppchen. Auf diesem Weg wird das Blut gereinigt, aber *nicht*

mit Sauerstoff angereichert. Das gereinigte Blut sammelt sich dann im Zentrum des Leberläppchens: in der V. centralis. Viele Vv. centrales fließen dann in die Vv. hepaticae, die in die untere Hohlvene münden.
Weiterhin zieht die A. interlobularis (kommend aus der A. hepatica) durch das Periportalfeld in das Leberläppchen. So werden die Leberläppchen mit Sauerstoff versorgt, und das jetzt sauerstoffarme Blut fließt ebenfalls in die V. centralis.
Während der Blutreinigung wird die Galle gebildet. Sie fließt aus den Leberläppchen in den Ductus interlobularis in die Gallenblase. Die Fließrichtung der Galle ist also entgegengesetzt der der Venen und Arterien!
Deutlich macht dies **Abb. 5.11**!

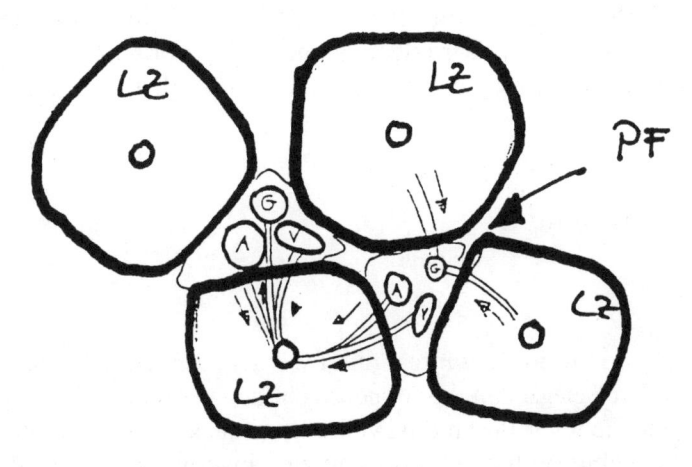

Abb. 5.11 Das Periportalfeld
A = Arterie, V = Vene, G = Gallengang, Lz = Leberzelle, Pf = Pfortader.

Frage **5.12**   Lösung B

Kommentar:

Jeder kennt die Funktion des Insulins – es senkt den Blutzucker (2), aber wie?
Nach einem zuckerreichen Essen werden die Zuckeranteile im Dünndarm resorbiert und gelangen in die Blutbahn.
Da die Verwertung des Zuckers in der Zelle stattfindet, muß er den Weg dahin finden. Spezielle Rezeptoren messen einen erhöhten Blutzuckerspie-

gel und regen das Pankreas zur Bildung des endokrinen (in Blut abzugebenden) Hormons *Insulin* an. Insulin gelangt nun über den Blutweg zu den Zellen, welche den Zucker verarbeiten. Es bewirkt durch Interaktion mit dem Insulinrezeptor der Zelle (nach *Schlüssel-Schloß-Prinzip*, 5) die Öffnung der Zellporen, durch die Zucker in die Zelle geschleust wird.
Insulin wird so lange ausgeschüttet, bis ein Basis-BZ-Spiegel von ca. 80 bis 100 mg% erreicht ist.
Auf dem Weg in die Zelle gelangen neben den Zuckermolekülen auch Kaliumionen aus dem Extrazellularraum (Blut) in den Intrazellularraum (Zelle). So ist es durchaus vorstellbar, daß eine zu hohe Menge an Insulin den Blutzuckerwert unter den Basiswert senkt, also eine Hypoglykämie induziert und dies auch eine Hypokaliämie zur Folge haben kann. Achten Sie einmal auf die Medikamentation bei einem Patienten im hyperglykämischen Koma. Neben Insulin wird dem Patienten immer Kalium infundiert, um eine Hypokaliämie und die daraus folgenden Herzrhythmusstörungen zu verhüten!

Frage **5.13**   Lösung C

Kommentar:

Vitamin B$_{12}$ kann nur im *Ileum* resorbiert werden, wenn der *Intrinsic-Faktor* – von den Belegzellen des Magens gebildet – vorhanden ist (C). Vitamin B$_{12}$ ist wichtiger Bestandteil vieler Enzyme, so daß der Verlust durch z.B. mangelnde enterale Resorption zu schwerwiegenden Stoffwechselstörungen führt.
Die *perniziöse Anämie* ist eine *Autoimmunerkrankung,* bei der Antikörper gegen die Belegzellen des Magens gebildet werden, d.h. hier wird kein Intrinsic-Faktor produziert, was wiederum die Vitamin-B$_{12}$-Resorption unmöglich macht. Vitamin B$_{12}$ wird allerdings bei der *Hämatopoese* benötigt – es kommt also zu einer *Blutbildungsstörung:* der perniziösen Anämie (D).

Frage **5.14**   Lösung E

Kommentar:

Die Speiseröhre dient dem Nahrungstransport vom Mund-Rachen-Raum zum Magen (2). Sie ist ca. 25 cm lang und besteht im oberen Drittel aus quergestreifter Muskulatur, im mittleren sowohl aus quergestreifter als auch glatter Muskulatur und im unteren Drittel nur aus glatter Muskulatur – Aussage 3 ist also falsch!
Der Ösophagus verläuft *hinter* der Trachea!
Um die Speisen gleichmäßig und fließend transportieren zu können, sind der Schleimhaut Becherzellen eingelagert, die die Speisen und die Epitheloberfläche befeuchten (5).
Immer wieder wird die Entfernung der Kardia (Mageneingang) von der vorderen Zahnreihe abgefragt, sie beträgt 40 cm! Beim Legen von Magensonden ist diese Entfernung von größter Relevanz!

Frage **5.15**   Lösung D

Kommentar:

Pepsin wird in den *Hauptzellen des Magens* gebildet und spaltet dort Proteine (D).
Die übrigen Enzyme werden vom Pankreas exogen (nach außen, d.h. nicht ins Blut) sezerniert.
Dazu gehören folgende:

Lipase	–	spaltet Fette
Amylase	–	spaltet Zucker
Trypsinogen	–	proteolytisches Enzym
Chymotrypsinogen	–	proteolytisches Enzym

Um das Pankreas vor *Selbstverdauung* zu schützen, werden die Pankreasenzyme zunächst *inaktiv* sezerniert – sie tragen die Endung »ogen«! Erst im Duodenum aktiviert die *Enterokinase* die Enzyme, die jetzt die Endung »ase« besitzen.
Endokrin (Abgabe ins Blut) produziert das Pankreas die Hormone *Insulin* und *Glukagon*, wobei Insulin den Blutzucker zellgängig macht, d.h. der BZ sinkt. Glukagon bewirkt das Gegenteil. Glukagon ist also der *Antagonist* (Gegenspieler) zu Insulin!

Frage **5.16**   Lösung D

Kommentar:

Natürlich ist der rechte Leberlappen größer als der linke (1)! Die Punkte 2, 3 und 4 sind ausführlich erläutert in den Kommentaren zu den Fragen **3.8** und **3.29**.
Die Leber ist das *wichtigste Glykogenspeicherorgan* des Körpers. Doch was ist eigentlich Glykogen? Man stelle sich vor, daß der mit der Nahrung aufgenommene Zucker durch die Amylase in die einzelnen Bestandteile zerlegt wird. Dazu gehört auch die Glukose. Ins Blut und in die Zellen gelangt, müssen die Glukosemoleküle verarbeitet oder gespeichert werden. Um platzsparend zu arbeiten, hängen sich jetzt viele Glukosemoleküle aneinander – es entsteht ein »Baugerüst«. Dieses »Gerüst« nennt man *Glykogen*.
Im Hungerzustand bedient sich der Organismus dieses Speichers, löst das Glykogen wieder in seine Bestandteile (Glukose) auf und verwertet sie.
Von dem Moment an, wo die Glykogenspeicher maximal gefüllt sind, werden die weiter anfallenden Zucker in Form von Fetten gespeichert – es entsteht das sogenannte *Depotfett* (man wird dick!)

Frage **5.17**   Lösung C

Kommentar s. Kommentar zu Frage **5.6** und **5.7**!

Frage **5.18**   Lösung A

Kommentar:

Im vegetativen Nervensystem unterscheidet man zwei verschiedene Systeme: das parasympathische und das sympathische System.
Wenn man von dem Verdauungsvorgang einmal absieht, so kann man sagen, daß das *sympathische System* den Körper *aktiviert* (waches Bewußtsein, angeregte Aufmerksamkeit, starke Motorik, Tachykardie, u.a.). Im Gegensatz dazu sorgt der *parasympathische Einfluß* für einen eher *ermüdenden* Zustand (verminderte Aufmerksamkeit, allgemeine Müdigkeit, Bradykardie, u.a.).

Das parasympatische System wird schon durch den Geruch oder den Anblick von Speisen angeregt (C): Dünner, enzymreicher Speichel fließt (B). (Aussage B beschreibt die Wirkung des sympathischen Einflusses auf die Verdauung).
Auch die übrigen Verdauungsorgane werden angeregt: Sie produzieren jetzt z.B. vermehrt Salzsäure oder Verdauungsenzyme.
Während und nach dem Essen ist also das parasympatische System voll aktiviert, regt die Verdauung an – aber gleichzeitig wirkt es auf die körperliche Aktivität ermüdend.
Nur so kann man also die Müdigkeit nach dem Essen erklären. Erschwerend kommt noch hinzu, daß durch den Verdauungsvorgang sehr viel Blut den entsprechenden Organen zur Verfügung steht, dieses fehlt natürlich z.B. in der Muskulatur ⇒ Ermüdung!

Frage **5.19** Lösung C

Kommentar:

Mikrovilli dienen der *Oberflächenvergrößerung* der Dünndarmschleimhaut (C). Zur *Verbesserung der Resorption* werden die Oberflächen des Dünndarms vergrößert durch

Kerkring-Falten: um das 3fache,
Dünndarmzotten: um das 30fache,
Mikrovilli: um das 600fache.

Insgesamt erreicht das Dünndarmepithel dadurch etwa die *600fache* Vergrößerung seiner ursprünglichen Größe auf jetzt *200 m^2*!
Mikrovilli sind im Gegensatz zu *Kinozilien* (man findet diese im respiratorischen Epithel) nicht beweglich (A).
Kinozilien schlagen mit ihren Flimmerhärchen rachenwärts, und transportieren so den Schleim von der Lunge zum Rachen, wo er abgehustet wird (A/D).

Lösung zu Frage **5.20**:

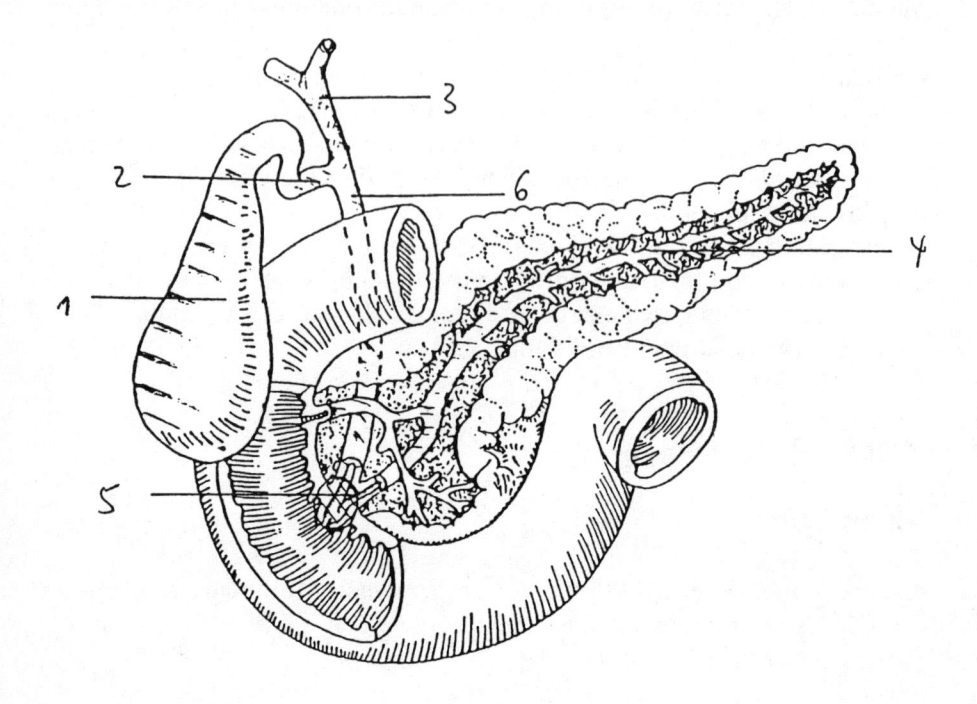

Abb. 5.20 Bauchorgane

1. Gallenblase (Vesica fellea)

2. Gallenblasengang (Ductus cysticus)

3. Lebergang (Ductus hepaticus)

4. Bauchspeicheldrüsengang (Ductus pancreaticus)

5. Papilla Vateri (Vater-Papille)

6. Ductus choledochus

Lösung zu Frage **5.21:**

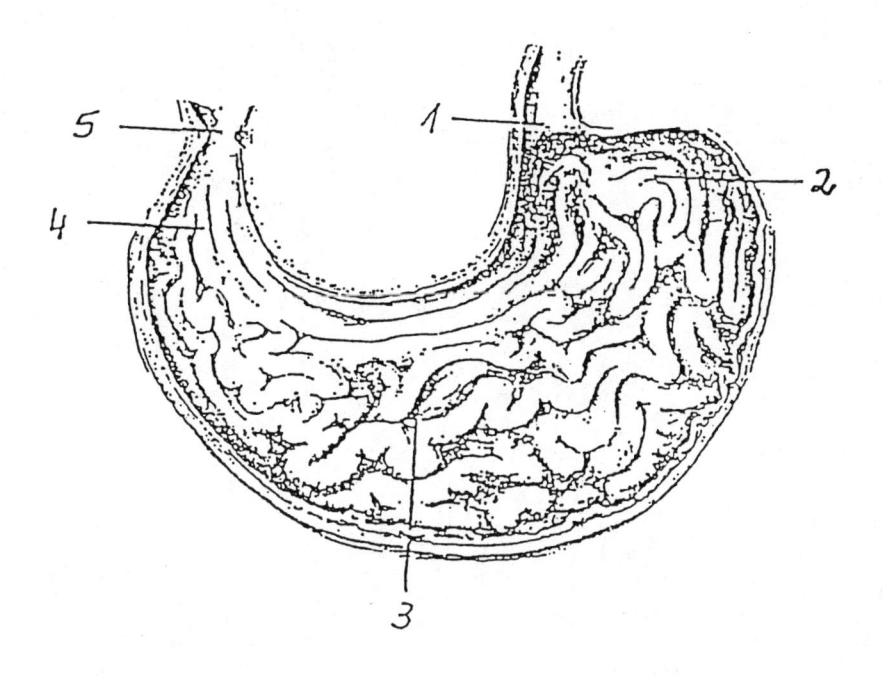

Abb. 5.21 Der Magen

1. Mageneingang (Kardia)

2. Fundus ventriculi

3. Magenkörper (Corpus ventriculi)

4. Antrum pyloricum

5. Magenpförtner (Pylorus)

Lösung zu Frage **5.22:**

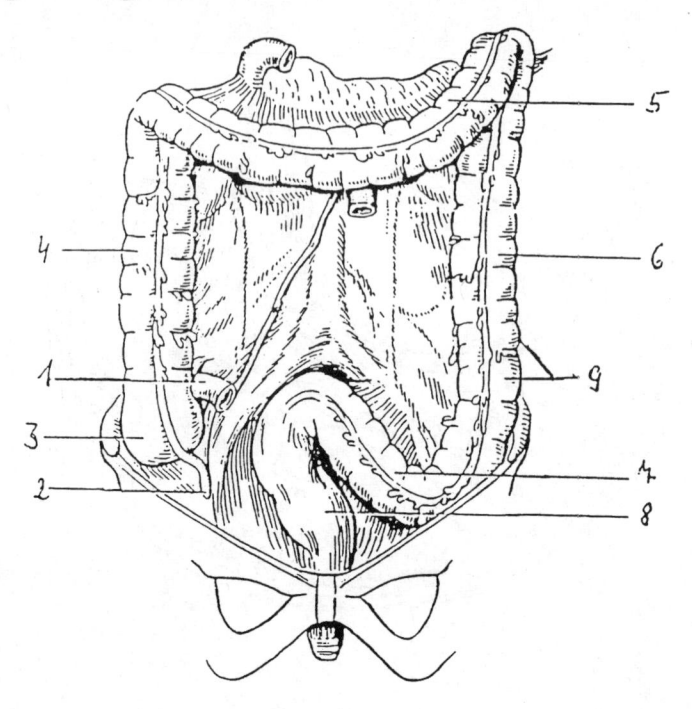

Abb. 5.22 Strukturen des Dickdarms

1. Ileum/Ileozäkalklappe
2. Appendix vermiformis (Wurmfortsatz)
3. Zäkum (Blinddarm)
4. Colon ascendens
5. Colon transversum
6. Colon descendens
7. Colon sigmoideum
8. Rektum (Enddarm)
9. Haustren

Lösung zu Frage **5.23**:

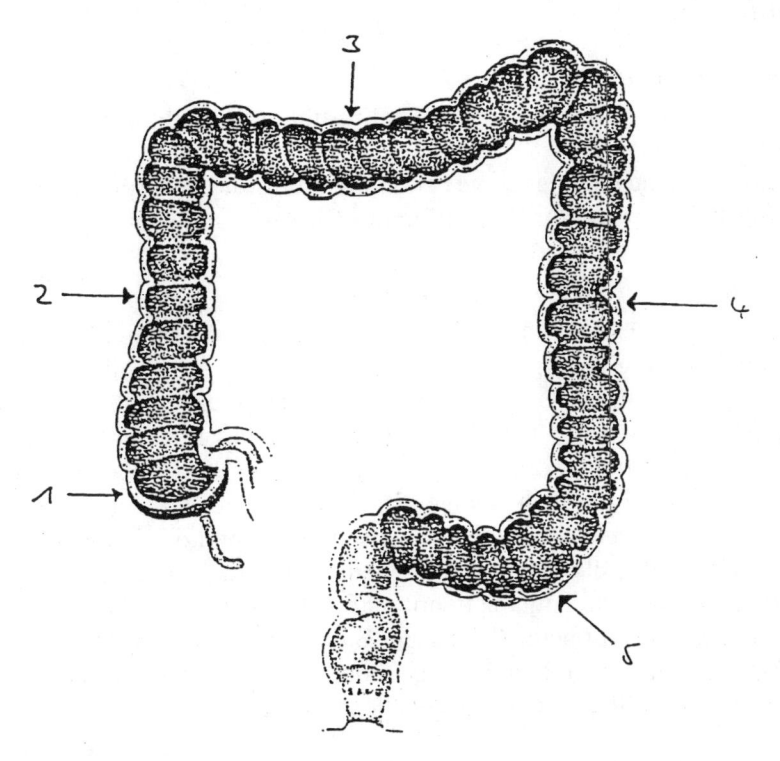

Abb. 5.23 Abschnitte des Dickdarms

1. Blinddarm (Zäkum)

2. Colon ascendens

3. Colon transversum

4. Colon descendens

5. Colon sigmoideum

Erkennen kann man zudem noch die Appendix vermiformis (Wurmfortsatz) kaudal vom Zäkum sowie das Rektum im Anschluß an das Colon sigmoideum!

Frage 5.24   Lösung E

Kommentar:

Aufgaben der *Galle*
Elimination von Abbauprodukten wie Bilirubin (2), Medikamente und Toxine.
Gallensäuren sind wichtig für die Fettemulgierung und -resorption. Ihr Cholesteringehalt (4) trägt zur Regulation des Cholesterinhaushalts bei (s.u.).

Allgemeines
Das *Fassungsvermögen* der Gallenblase beträgt nur 50–60 ml. Es werden jedoch 600 ml/Tag Lebergalle täglich sezerniert, von denen allerdings die Hälfte an der Gallenblase vorbei direkt in den Dünndarm abfließt. Diese Diskrepanz zwischen anfallendem Volumen und Fassungsvermögen wird kompensiert durch die hohe *Resorptionskapazität* der Gallenblase für Wasser. Sie kann innerhalb weniger Stunden 90% des Wassers aus der Gallenflüssigkeit resorbieren. Da die organischen Bestandteile (Bilirubin, Cholesterin u.a.) in der Blasengalle verbleiben, steigt ihre Konzentration entsprechend an. Diesen Vorgang nennt man *Eindickung* der Galle!
Urobilinogen entsteht beim Abbau von Bilirubin (1). Azeton ist ein *Ketonkörper*, er wird beim Fettabbau gebildet (3). Erythrozyten sind nur in pathologischen Fällen in der Blasengalle zu finden!

Frage 5.25   Lösung D

Kommentar:

Bitte betrachten Sie **Abb. 5.20**.
Hier können Sie eindeutig den Verlauf des *Ductus choledochus* erkennen. Die *Vater-Papille* ist Mündungsort für den Ductus choledochus und den Ductus pancreaticus. Der Ductus cysticus hat natürlich seinen Ursprung an der Gallenblase.

Frage **5.26**   Lösung C

Kommentar:

S. Anatomie zu **Abb. 5.21** und Kommentar zu Frage **5.3**!

Frage **5.27**   Lösung C

Kommentar:

Die Beantwortung dieser Frage finden Sie in Kommentar zu Frage 5.19. *Tänien* und *Haustren* kann man nur am Kolon finden. Tänien (es gibt insgesamt drei) ziehen als Längsmuskelbänder am Kolon entlang, Haustren werden durch Einschnürungen der Kolon-Ringmuskulatur gebildet. Näheres Kommentar zu Frage **5.8**!

Frage **5.28**   Lösung C

Kommentar s. Kommentar zu Frage **5.14**!

Frage **5.29**   Lösung C

Kommentar:

Täglich wird ca. 1 l *Mundspeichel* gebildet. Er hält den Mund feucht und erleichtert das *Sprechen*, macht die gekaute Nahrung gleitfähig und fördert die *Geschmacksentwicklung*. Er ist wichtig für die Gesundheit der Zähne, die ohne Speichel kariös werden und ausfallen. Der Speichel hat durch seine Zusammensetzung eine *reinigende und desinfizierende Funktion*. Er reguliert durch Mundtrockenheit über das Durstgefühl die Flüssigkeitsbilanz im Körper und leitet die Kohlenhydratverdauung ein (α-Amylase). Die zahlreichen kleinen schleimbildenden Drüsen in der Wangenschleimhaut und in der Zunge reichen für die Befeuchtung des Mundes nicht aus. Dies bewirken 3 große paarige Drüsen:
Glandula parotis (Ohrspeicheldrüse): rein serös.

Glandula submandibularis (Unterkieferdrüse): seromukös.
Glandula sublingualis (Unterzungendrüse): seromukös.
Entsprechend dem histologischen Aufbau unterscheidet man *seröse Drüsen*, die neben Wasser und Elektrolyten auch eiweißhaltige Produkte sezernieren (dünnflüssig), und *muköse Drüsen*, die zähen Schleim produzieren. Die *Glandula parotis* sezerniert auch die für die KH-Verdauung wichtige α-*Amylase* (Glukosespaltung).
Unter parasympathischem Einfluß sezernieren die Drüsen einen flüssigen, enzymreichen Speichel. Im Gegensatz dazu fließt nur wenig enzymarmer, zäher Speichel bei sympathischer Innervation!

Frage **5.30**   Lösung C

Kommentar s. Kommentar zu Frage **5.13**!

Frage **5.31**   Lösung E

Kommentar:

Die *Vena portae* (Pfortader) sammelt *nährstoffreiches Blut* aus den Verdauungsorganen und führt es der Leber zur Reinigung zu. Die V. portae sammelt ihr Blut aus Magen, Pankreas, Dünndarm, Dickdarm, Milz.
Abb. 5.31.
Die Niere steht mit dem Portalkreislauf in keinem Zusammenhang!

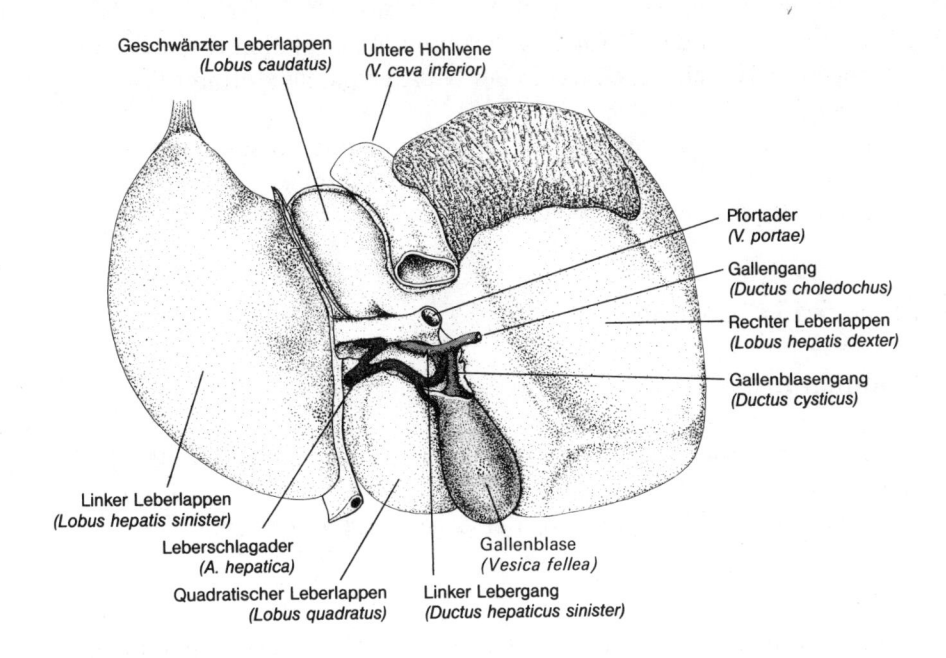

Abb. 5.31 Die Vena portae

Frage 5.32 Lösung C

Kommentar:

Auf den ersten Blick erscheint diese Frage kompliziert – sie ist es aber nicht:
Die Leber ist das größte und wichtigste Stoffwechselorgan des Organismus. Sie hat vielfältige Funktionen:
Blutspeicher,
Vitaminspeicher,
Glykogenspeicher,
Entgiftung von Medikamenten, Hormonen und Abfallprodukten (z.B. Harnstoffsynthese),
Stoffwechselregulation im Kohlenhydrat-, Fett- und Proteinstoffwechsel,
Bereitstellung von Gerinnungsfaktoren,
Aufrechterhaltung des Cholesterinspiegels.

Die Blutbildung findet im roten Knochenmark der platten Knochen statt (2), angeregt wird sie durch das in der Niere gebildete Hormon *Erythropoetin*.

Hormone, die den BZ regulieren, sind hauptsächlich Insulin und Glukagon. Sie werden vom Pankreas produziert (s. Kommentar zu Frage **5.12**), ebenso die lipidspaltenden Enzyme (5).

Frage 5.33   Lösung B

Kommentar:

Die Erläuterung der Begriffe intra-, retro- und subperitoneal finden Sie in Kommentar zu Frage **5.6**!
Hier noch einmal eine Auflistung der Organe und ihrer Lage:

Intraperitoneal:

Magen / Duodenum: Pars transversum und Pars ascendens / Jejunum / Ileum / Colon transversum / Leber / Milz / Eierstöcke.

Retroperitoneal:

Duodenum: Pars descendens / Colon ascendens / Colon descendens / Pankreas / Nieren / alle großen Gefäße!

Subperitoneal:

Uterus / Harnblase / Rektum.

Frage 5.34   Lösung B

Kommentar s. Kommentar zu Frage **5.8**!

Frage 5.35   Lösung D

Kommentar s. Kommentar zu Frage **3.8**!

Frage **5.36**   Lösung D

Kommentar s. Kommentar zu Frage **5.2** und **5.24**!

Frage **5.37**   Lösung D

Kommentar s. Kommentar zu Frage **5.3** und **Abb. 5.21**!

Frage **5.38**   Lösung E

Kommentar:

Verdauungsenzyme werden von Pankreas, Mundspeicheldrüse, Magen u.a. gebildet, nicht aber von der Gallenblase (1). Die Gallenblase, wie in Kommentar zu Frage **5.24** bereits erläutert, hat die Aufgabe der Speicherung und Eindickung von Galle. Die Bildung des Gallensafts findet in der Leber statt (5).

Frage **5.39**   Lösung A

Kommentar:

Die chemische Aufspaltung der Proteine übernimmt das in den Hauptzellen des Magens gebildete Enzym *Pepsin* (1).
Die Salzsäure des Magens soll vorrangig Bakterien abtöten (3), das Enzym *Pepsinogen* in die aktive Form *Pepsin* überführen und die Nahrungsbestandteile grob zerlegen und aufquellen. Diese Vorbereitung erleichtert den Pankreasenzymen ihre Aufgabe erheblich. *Lipasen* werden von der Galle und der *Enterokinase* im Duodenum aktiviert (5)!

Frage **5.40**   Lösung C

Kommentar:

Das *Peritoneum* (Bauchfell) kleidet den gesamten Bauchraum aus und hüllt einige Organe ein (Kommentar zu Frage 5.33). Das Peritoneum besteht aus einer sehr dünnen Haut, die zum einen eine gewisse *Haltefunktion* für einzelne Organe übernimmt, zum anderen aber auch für das reibungslose Gleiten der einzelnen Bauchorgane im Abdomen zuständig ist. Das Bauchfell sezerniert aus diesem Grund eine seröse Flüssigkeit in den *Serosaspalt,* der auch vom Peritoneum wieder resorbiert werden kann (3). Bei gestörtem Elektrolytgleichgewicht oder anderen Erkrankungen kann es zu einer sog. Bauchwassersucht *(Aszites)* kommen. Dann nimmt u.a. die Menge der serösen Flüssigkeit im Serosaspalt erheblich zu (4)!

Fragen **5.41**, **5.42**, **5.43**: Lösung D, E, A

Gemeinsamer Kommentar s. Kommentar zu Frage **5.4**!

Frage **5.44**   Lösung E

Kommentar:

Die Frage nach Enzymen und Hormonen, nach ihrer Herkunft und ihrer Funktion wird in jedem Examen mehrmals gestellt. Leider findet man selten eine Übersichtstabelle – aber: s. Tab. **5.44**!

Tabelle 5.44 Enzyme und Hormone

Organ:	Enzym (E) Hormon (H):	Funktion:
Mundspeicheldrüse	α-Amylase (E)	Kohlenhydratspaltung
Magen	Pepsin (E)	Proteinspaltung
Pankreas	Lipase (E)	Fettspaltung
	α-Amylase (E)	KH-Spaltung
	Trypsin (E)	Proteinspaltung
	Chymotrypsin (E)	Proteinspaltung
	Cholinesterase (E)	Cholesterinspaltung
	Insulin (H)	Blutzuckersenkung
	Glukagon (H)	BZ-Steigerung
Duodenum	Gastrin (H)	Steigerung der Magensaftsekretion
	Enterokinase (E)	Aktivierung der inaktiven Pankreasenzyme
	Sekretin (H)	Pankreassekretion
	Pankreozymin-Cholezystokinin (H)	Pankreassekretion, Gallenblasenkontraktion
	Somatostatin (H)	Sekretionshemmung (Magen, Pankreas)
Leber	Galle	Emulgierung der Fette, Aktivierung der Lipase

Frage 5.45 Lösung E

Kommentar:

Die Leber ist ein Organ mit vielen Funktionen, nach ihr wird ebenfalls immer gefragt!
Grundsätzlich kann man sich folgendes merken:
Die Leber baut alles um, ab und auf. Natürlich gibt es auch hier Ausnahmen. Die wichtigste:

Harnstoff wird selbstverständlich von der Leber hergestellt (3) – *aber niemals abgebaut!* (Bitte lesen Sie die Aufgaben zum Thema in Ihrem Examen gründlich durch!). Harnstoff wird vom Organismus gar nicht abgebaut, sondern nur *renal eliminiert!*

Auch *Cholesterin* wird von der Leber selbst synthetisiert. Die Leberzellen messen über spezifische Rezeptoren den Cholesteringehalt des Bluts (Norm < 200 mg/dl) und produzieren genau so viel Cholesterin, daß der optimale Blutwert konstant gehalten wird. Dementsprechend wird nach einer Mahlzeit weniger produziert als im Hungerzustand.

(Grund für eine Hypercholesterinämie kann ein Defekt dieser Rezeptoren sein. Dann nämlich produzieren die Leberzellen ein Maximum an Cholesterin, denn sie erhalten keine negative Rückmeldung über den zu hohen Cholesteringehalt im Blut!)

In der Leber laufen u.a. auch die großen Stoffwechselzyklen ab: z.B. Glykolyse, Glukoneogenese, Fettsäuresynthese, Fettsäureabbau, Proteinsynthese und -abbau.

Sollte Ihnen die Funktion der Leber nicht geläufig sein, lesen Sie bitte im Lehrbuch nach, hier würde es den Rahmen sprengen!

Frage **5.46**   Lösung E

Kommentar s. Kommentar zu Frage **5.15, 5.18** und **5.44**!

Frage **5.47**   Lösung C

Kommentar:

Der Entzug von Wasser aus dem Nahrungsbrei ist Aufgabe des Kolons (1). Der Dünndarm spaltet die Nahrungsbestandteile (2) und resorbiert sie später (4).
Der Umbau der Nahrungsbestandteile in körpereigene Stoffe findet in der Leber statt!

Frage **5.48** Lösung C

Kommentar:

Die Fragen 1–4 sind ausführlich in Kommentar **5.44** erläutert!
Das Pankreas ist eine reine Drüse mit endokrinem und exokrinem Anteil. Dieses Organ kann niemals einen Nahrungsbestandteil resorbieren. Die Resorption von Zuckern findet vorwiegend im Dünndarm statt.

Frage **5.49** Lösung D

Kommentar s. Kommentar zu Frage **5.20** und **5.25**!

Lösung zu Frage **5.50**:

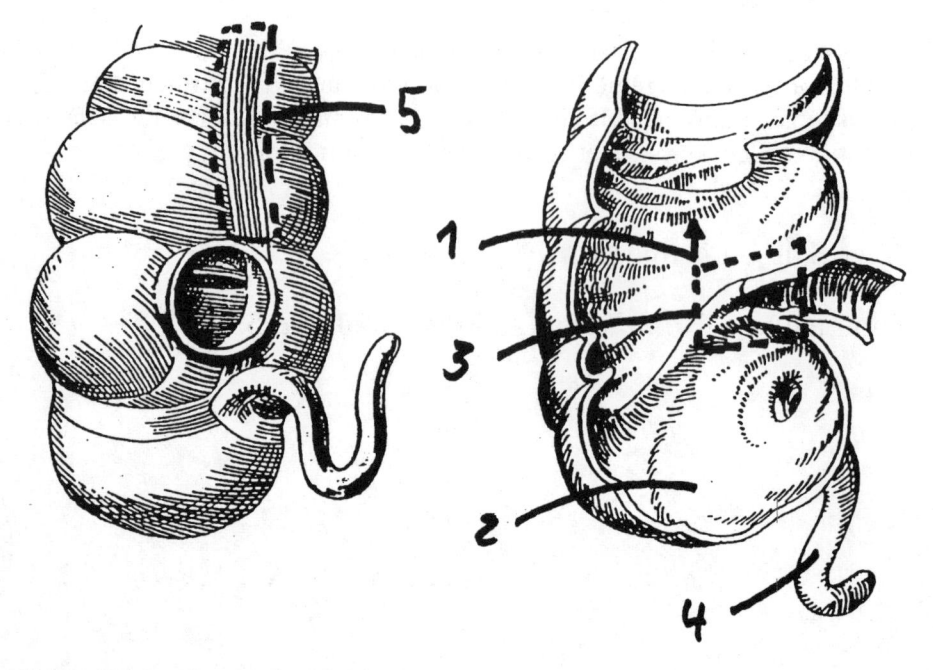

Abb. 5.50 Strukturen des Dickdarms

1. Colon ascendens
2. Zäkum
3. Ileozäkalklappe
4. Appendix vermiformis (Wurmfortsatz)
5. Längsmuskelband (Tänie)

Frage **5.51**   Lösung C

Kommentar s. Kommentar zu Frage **5.13**!

Frage **5.52**   Lösung C

Kommentar:

Prägen Sie sich diese Frage gut ein, sie ist recht neu und wird bestimmt noch oft gestellt!
Den Kommentar lesen Sie bitte in Kommentar zu Frage **5.8**!

Frage **5.53**   Lösung B

Kommentar:

Vorsicht, Falle!
Die Leber konjugiert Bilirubin, d.h. sie überführt es in ein Glukuronid. Nur so kann Bilirubin dem Blut entzogen und renal eliminiert werden!
Ist die Konjugierung z.B. durch einen prähepatischen Defekt gestört, so kommt es zum typischen prähepatischen Ikterus (Gelbfärbung). Die verhängnisvolle Aussage ist die in Punkt 3.
Wie in Kommentar zu Frage **5.32** schon erwähnt, synthetisiert die Leber die Gerinnungsfaktoren, aber sie bildet *keine* Thrombozyten! *Thrombozyten reifen im roten Knochenmark!*
Eine Azidose kann durch die Lunge oder auch durch die Niere ausgeglichen werden, nicht aber durch die Leber.
Diese Frage wurde in den Examina sicherlich oft falsch beantwortet – Sie werden nun nicht mehr dazu gehören!

Frage **5.54** Lösung E

Kommentar:

Eine lebenswichtige Funktion der Leber ist die *Entgiftung*. Sie entgiftet die pharmakologischen Substanzen, die mit der Nahrung aufgenommenen Schadstoffe, Abfallprodukte des Körpers und vieles mehr.
Die Aussage 1 ist für die Verdauung von entscheidender Bedeutung. Durch die *Filterwirkung* kommen die anderen Organe gar nicht erst in Kontakt mit den Giften.
In der *Pharmakologie* macht man sich diesen Mechanismus oft zunutze. Es werden z.T. Pharmaka verabreicht, die in ihrer Zusammensetzung unwirksam sind, durch den *Lebermetabolismus* aber wirksam werden. Andererseits wissen Sie, daß bestimmte Medikamente nur i.v. appliziert wirksam sind (z.B. Lidocain). Die Leber würde dieses Medikament – oral verabreicht – sofort metabolisieren und inaktivieren. Selbst bei einer Leberschädigung bis zu 70% reduziert sich die Entgiftungsfunktion nur unmerklich. Patienten mit einer Leberzirrhose sterben oft an einer Vergiftung, ihre Leber ist dann aber nahezu 90–100% geschädigt!
Auch *Ammoniak* (ein Abfallprodukt des Proteinabbaus) wird durch die Leber in den ungiftigen Harnstoff umgewandelt und so renal eliminiert.
Merke: *Harnstoff kann nicht von unserem Organismus abgebaut werden!*
Der Vorgang der Harnstoffsynthese ist also *irreversibel*. Hormone aller Art werden in der Leber um- und abgebaut.

Frage **5.55** Lösung A

Kommentar:

Dehnungsrezeptoren der Magenwand signalisieren bei Reizung einen gewissen Füllungszustand. Der Organismus aktiviert sein Verdauungssystem. U.a. wird auch die Salzsäuresekretion der Belegzellen des Magens angeregt. Gelangt nun unter Dehnung des Antrum pyloricum (3) der Bolus ins Duodenum, so schlägt natürlich auch das hoch *alkalische Milieu* des Duodenums um. Dann nämlich vermischen sich der saure Magensaft (pH ca. 1–2) und der alkalische Duodenalsaft (pH ca. 8–9) zu einem etwas säuerlichen Brei. Das entstandene Milieu wird jetzt durch spezielle Rezeptoren der Duodenalschleimhaut gemessen, registriert und verarbeitet. Resultat ist die Anregung des Pankreas und der Gallenblase zur Sekretion von Verdauungsenzymen. Diese Mechanismen fördern die Passage von Mageninhalt ins Duodenum.

Frage **5.56**   Lösung C

Kommentar:

Das Pankreas ist eine Drüse, die *retroperitoneal* im Duodenal-C liegt. Die anatomische Unterteilung in Kopf (Caput), Körper (Corpus) und Schwanz (Cauda) sollte bekannt sein – eine leichte Frage! S. auch Kommentar zu Frage **5.7**.

Frage **5.57**   Lösung D

Kommentar s. Kommentar zu Frage **5.15** und **5.12**!

Frage **5.58**   Lösung A/B

Kommentar:

Beide Antwortmöglichkeiten wurden vom Prüfungsausschuß als richtig bewertet!
Diese Frage bezieht sich auf den Dünndarm.
Zwischen den Zotten des Jejunums und Ileums senkt sich das Darmepithel als Krypten, d.h. als schlauchförmige Einstülpungen, in die Bindegewebsschicht der Schleimhaut (Tunica propria). In diesen *Lieberkühn-Krypten* liegen die *Paneth-Körnerzellen*, die eine relativ geringe Menge Enzym für den Endabbau von Proteinen herstellen und zusammen mit schleimbildenden Becherzellen, die ebenfalls in diesen Krypten vorkommen, einen Teil des Darmsafts produzieren. Die eigentliche Verdauung im Dünndarm wird allerdings von den Polypeptiden und hormonbildenden Zellen (G-, A-, S- und I-Zellen) übernommen.

Frage **5.59**   Lösung B

Kommentar s. Kommentar zu Frage **5.2** und **5.29**!

Frage **5.60**   Lösung B

Kommentar:

Die Stoffwechselwege des Protein- bzw. Aminosäurenabbaus hier zu erläutern, ist zu kompliziert.
Merken Sie sich, daß Harnstoff, Harnsäure und Glyzerin zu den Endprodukten des Eiweißstoffwechsels gehören, und lesen Sie u.U. die Stoffwechselkette in einem Lehrbuch nach.

Frage **5.61**   Lösung B

Kommentar:

Mikrovilli: Lesen Sie den Kommentar zu Frage **5.19**.
Bowman-Kapsel: Lesen Sie den Kommentar zu Frage **6.10**.
Kupffer-Sternzellen: Phagozytierende Zellen, die im Endothelverband der Lebersinusoide liegen. Sie speichern Fremdkörper und sind vermutlich am Abbau von Blutfarbstoff beteiligt.

Frage **5.62**   Lösung A

Kommentar s. Kommentar zu Frage **5.4**, **5.5** und **Abb. 5.21**!

Frage **5.63** Lösung C

Kommentar:

Amylasen: Enzyme, die Kohlenhydrate spalten. Sie werden von Mundspeicheldrüse, Bauchspeicheldrüse und Dünndarm produziert.
Pepsin: in den Hauptzellen des Magens gebildetes Enzym, spaltet Proteine.
Lipasen: Enzyme des Pankreas, sie spalten Fette.

Frage **5.64** Lösung C

Kommentar:

Trypsin: Enzym des Pankreas zur Proteinspaltung (**Tab. 5.44**).
Ptyalin: nur eine andere Form der Speichelamylasen.

6 Urogenitaltrakt

Frage **6.1** Lösung E

Kommentar:

Vorsicht, dies ist eine verneinende Frage!
An dieser Stelle möchte ich eine kurze Übersichtstabelle einfügen, die Ihnen eine genaue Zugehörigkeit der äußeren und inneren männlichen und weiblichen Geschlechtsorgane darbietet (**Tab. 6.1**).

Tabelle 6.1   Geschlechtsorgane und ihre Zugehörigkeit

innere weibliche Organe	äußere weibliche Organe
Ovar (Eierstock)	Harnröhre
Tuba uterina (Eileiter)	Klitoris (Kitzler)
Uterus (Gebärmutter)	Labia minora (kleine Schamlippen)
Vagina (Scheide)	Labia majora (große Schamlippen)
Douglas-Raum	Bartholin-Drüsen

innere männliche Organe	äußere männliche Organe
Testis (Hoden)	Penis
Epididymis (Nebenhoden)	Harnröhre
Samenleiter	Drüsen
Samenstrang	Skrotum (Hodensack)
Samenblase	Gefäße und Nerven des Penis
Prostata	

Die *Bartholin*-Drüsen (E) befinden sich als Talgdrüsen im Epithel der Labia minora (kleine Schamlippe).
Der *Douglas-Raum* (C) stellt den *tiefsten Punkt* des weiblichen Beckens dar und befindet sich zwischen Rektum und Vagina. Dementsprechend heißt er in der internationalen Nomenklatur auch Excavatio rectouterina. Bei einer Entzündung kann dieser Raum durch die Scheide hindurch punktiert werden.
Die genaue anatomische Darstellung ersehen Sie der **Abb.** in Frage 6.12.

Frage **6.2** Lösung A

Kommentar:

Der *Ductus deferens* (Samenleiter) ist ein 50–60 cm langer und 3–4 mm dicker Gang. Er beginnt als Fortsetzung des Nebenhodengangs (*Ductus epididymis*) am unteren Ende des Nebenhodens. Den genauen Verlauf ersehen Sie aus **Abb. 6.2.1**.
Der Ductus deferens setzt sich in den *Ductus ejaculatorius* fort, der in die *Urethra* einmündet (**Abb. 6.2.2**).
Der Ureter ist der *Harnleiter*, der von der Niere zur Blase zieht. Er ist *nicht* zu verwechseln mit der *Urethra*, der Harnröhre!

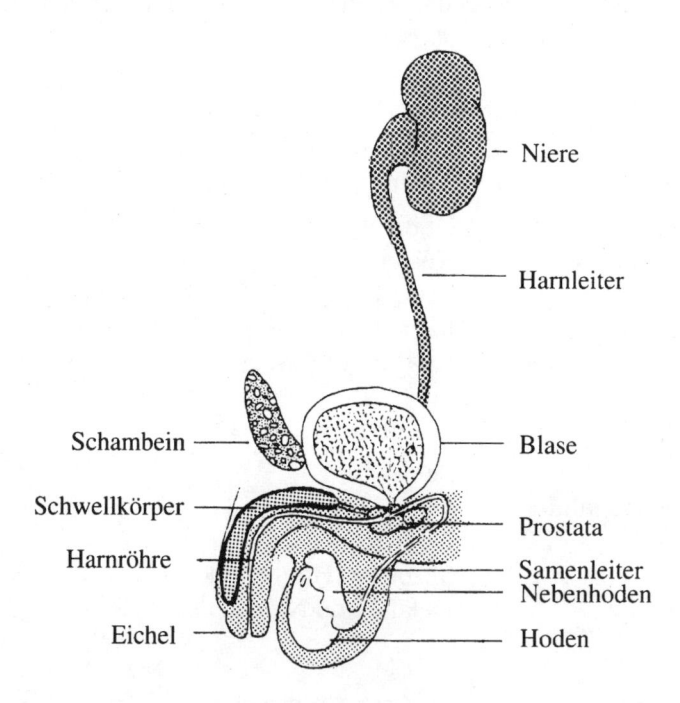

Abb. 6.2.1 Die männlichen Geschlechtsorgane

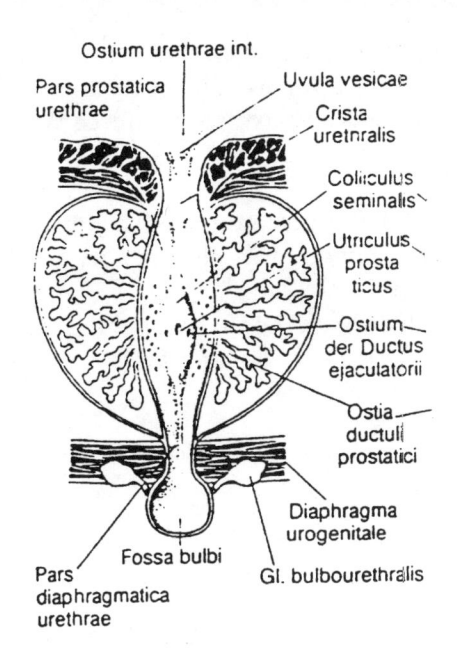

Abb. 6.2.2 Die Prostata

Frage 6.3 Lösung C

Kommentar:

S. Erläuterungen in Kommentar zu Frage **4.1**. Hier ist das Hormon und seine Wirkung ausführlich beschrieben.
Aldosteron ist *nicht* identisch mit ADH (4)!
Beide Hormone können im Endeffekt zwar das gleiche bewirken, doch die Wirkungsmechanismen sind grundsätzlich verschieden.
In den Zellen des *juxtaglomerulären Apparats* messen spezielle Rezeptoren den Druck in den Glomerulusgefäßen. Sollte dieser sinken, sezernieren spezielle Zellen das Hormon *Renin* ins Blut. Auf dem Weg zur Nebenniere wandelt Renin das Angiotensinogen (aus der Leber) in *Angiotensin I* und *Angiotensin II* um. Angiotensin II bewirkt eine Vasokonstriktion, so kommt es zügig zu einer geringen Blutdrucksteigerung. Angiotensin II induziert in der *Nebenniere* auch die Bildung von *Aldosteron*. Es retiniert (hält zurück) *Natrium* an den Tubuli.

Bekanntlich fließen Natrium und Wasser immer zusammen, so wird also hier auch Wasser retiniert. Durch diesen Mechanismus erzielt der Organismus also eine Anreicherung des Blutvolumens durch Wasserretention. Die zustande gekommene Hypervolämie ihrerseits trägt ebenfalls zur Blutdrucksteigerung bei.

Sie können also ersehen, daß Aldosteron und ADH beide der Wasserretention und der Hebung des Blutvolumens dienen, aber durch verschiedene Mechanismen!

Der Mangel oder das Fehlen von ADH bewirkt eine *Polyurie*, da nur wenig Wasser retiniert wird. Folge ist der *Diabetes insipidus* und nicht der BZ-abhängige Diabetes mellitus (5).

Frage **6.4** Lösung C

Kommentar:

Der Eileiter ist ein 10–18 cm langer muskulöser Schlauch mit einer freien Öffnung in die Bauchhöhle. Sein Lumen nimmt von proximal nach distal zu. Der Eileiter verläuft am kranialen freien Rand einer vom Uterus aufgeworfenen *Peritonealduplikatur* (*intraperitonealer Verlauf!*).

Es lassen sich mehrere Abschnitte unterscheiden. Der proximale, die *Pars uterina tubae*, ist in die obere Ecke der Uteruswand eingebettet und bildet die engste Stelle des Kanals. Der daran anschließende, gerade verlaufende, 2–3 mm weite *Isthmus tubae uterinae* geht in eine stark gewundene und 4–10 mm weite Ampulla tubae uterinae (2/3 der Eileiterlänge) über. Das distale Ende bildet das trichterförmige *Infundibulum tubae uterinae*, das fransenförmige Fortsätze, *Fimbriae tubae*, besitzt. Das Lumen des Eileiters ist überall durch Schleimhautfalten eingeengt.

Neben der *Tunica muscularis* (Muskelschicht) erkennt man deutlich eine *Tunica mucosa* (Schleimhautschicht). Die Tunica mucosa besteht aus einem einschichtigen, *kinozilientragenden Flimmerepithel* und *sekretorischen Zellen* (C). Die Flimmerhärchen schlagen Richtung Uterus und transportieren so die reifen Eier zum Ort der Einnistung.

Frage 6.5   Lösung B

Kommentar:

Die *weibliche Harnröhre* ist mit 3–4 cm viel kürzer als die *männliche* mit 20 cm! Wichtig zu wissen beim Legen eines Blasenkatheters!

Frage 6.6   Lösung C

Kommentar:

So wird der Harn gebildet:
Die Nieren sind sehr stark durchblutete Organe. Die Nierendurchblutung beträgt
1,2 l/min = 1700 l/Tag = 25% des Herzminutenvolumens.
Die im Glomerulus filtrierte Flüssigkeitsmenge (Primärharn) wird im proximalen Tubulus zu 99% rückresorbiert. Das Harnvolumen, welches nach der Rückresorption im Tubulussystem verweilt, nennt man *Sekundärharn*. Die Aufbereitung des *Primärharns* zum Sekundärharn findet also im Tubulussystem statt (C)!
Die Menge an produziertem Primärharn wird durch die sog. *glomeruläre Filtrationsrate* (GFR) beschrieben und beträgt ca. *120 ml/min = 180 l/Tag*. Der schließlich verbleibende *Sekundärharn* mißt ein Volumen von 1500–1700 ml (1,5–1,7 l) pro Tag. Diese Werte sollten Sie sich gut einprägen, sie werden im schriftlichen Examen abgefragt (Frage **6.9**).
Der Sekundärharn fließt nach Passieren des Tubulussystems durch das Sammelrohr in das Nierenbecken und durch den Harnleiter in die Harnblase ab.
Die *normale Harnmenge* pro Tag beträgt *1,5–2 l* und kann durch *Diuretika* (z.B. Lasix) auf 4 l und mehr gesteigert werden.

Frage 6.7   Lösung D

Kommentar:

Der Hoden, ein paariges Organ, ist Ort der *Spermatogenese*. Hier werden die Spermien sowohl mit dem genetischen Material als auch mit den Sa-

menfäden ausgerüstet. Das männliche Geschlechtshormon *Testosteron* entsteht in den »*Leydig-Zwischenzellen*« des Hodens (4). Das Hormon ist u.a. für die Entwicklung der *sekundären* männlichen Geschlechtsmerkmale (Bartwuchs, Brustbehaarung, Geschlechtsbehaarung) zuständig.
Die Beweglichkeit der Spermien wird durch das saure Milieu des *Vaginalsekrets* gefördert. Spermien sind im alkalischen Prostatasekret eher unbeweglich, werden aber nach Ejakulation in die Scheide durch das saure Milieu aktiviert (1).
Die *Aldosteronproduktion* (3) findet in der Nebenniere statt (3)!

Frage 6.8   Lösung C

Kommentar:

Diese Frage ist sehr schwer zu beantworten, da in ein paar Sätzen viele Fakten abgefragt werden. Aus diesem Grund möchte ich hier neben dem Kommentar näher auf die Hormone eingehen.

Allgemeines
Hormone sind Botenstoffe, die über den Blutweg transportiert werden. Sie sind meist an ein *Transportprotein* angehängt, um zu den *Effektorzellen* zu gelangen.
Die meisten hormonalen Interaktionen beruhen auf dem Prinzip, daß vom ZNS auf bestimmte Reize hin *Releasing-Hormone* (z.B. TRH) ausgeschüttet werden, welche an zugeordneten Organen die Produktion von sog. *Stimulations-Hormonen* (z.B. TSH) anregen. Diese induzieren jetzt die Bildung von Effektor-Hormonen (z.B. T3, T4), die eine Wirkung an den Effektorzellen entfalten. **Abb. 6.8.1**.

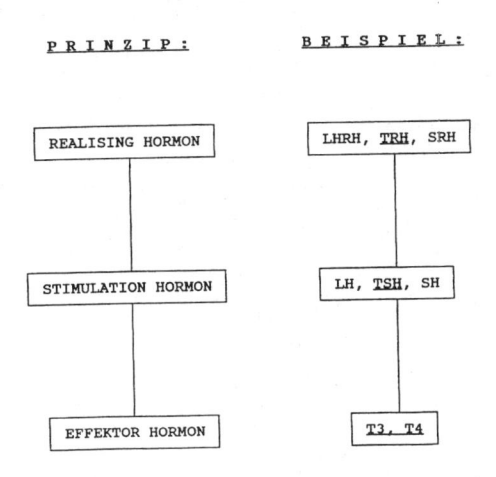

```
            HORMONALE INTERAKTION


     PRINZIP:              BEISPIEL:


   ┌──────────────────┐   ┌──────────────────┐
   │ REALISING HORMON │   │ LHRH, TRH, SRH   │
   └────────┬─────────┘   └────────┬─────────┘
            │                      │
   ┌────────┴─────────┐   ┌────────┴─────────┐
   │ STIMULATION HORMON│  │ LH, TSH, SH      │
   └────────┬─────────┘   └────────┬─────────┘
            │                      │
   ┌────────┴─────────┐   ┌────────┴─────────┐
   │ EFFEKTOR HORMON  │   │ T3, T4           │
   └──────────────────┘   └──────────────────┘
```

Abb. 6.8.1 Hormonale Interaktion

Durch diese Interaktionen entsteht ein Regelkreis. Üben die *Effektor-Hormone* an den speziellen Zellen ihre Wirkung aus, so wird meist ein Produkt synthetisiert. Um nicht übermäßige Mengen an dem Produkt zu produzieren, existiert eine *Regelmeßstelle* im ZNS, welche die genaue Produktkonzentration im Blut registriert. Ist die erwünschte *Sollgröße* erreicht, unterbindet das ZNS jede weitere Produktion von Releasing-Hormonen, so daß auch die Effektorzellen ihre Produktion einstellen. Beispiel soll das *Thyreotropin-releasing-Hormon* (TRH) sein.
TRH wird durch bestimmte Reize vom Hypothalamus ausgeschüttet. In der Hypophyse bewirkt es nun die Sezernierung von TSH ins Blut. TSH an der Schilddrüse induziert jetzt die Bildung von T3 und T4 (Produkt).
T3 und T4 stellen die Regelgröße dar. Mit ihr mißt das ZNS die derzeitige Blutkonzentration (Istwert) und vergleicht sie mit der zu erzielenden Konzentration (Sollwert). Stimmen diese beiden Werte überein, wird sofort die Ausschüttung von TRH gestoppt, so daß im Endeffekt auch die Sezernierung von T3 und T4 unterbunden wird (»negativer Feedback«). Eine genauere Übersicht vermittelt **Abb. 6.8.2**.

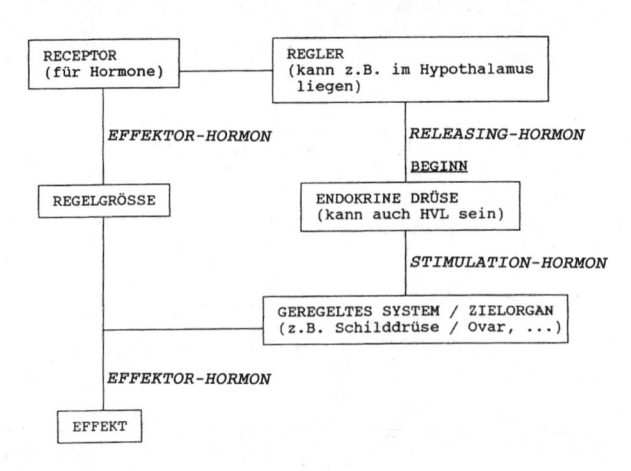

```
                    REGELKREISDARSTELLUNG:


    ┌─────────────────┐         ┌──────────────────────────┐
    │    RECEPTOR     │         │          REGLER          │
    │  (für Hormone)  ├─────────┤  (kann z.B. im Hypothalamus
    │                 │         │          liegen)         │
    └────────┬────────┘         └────────────┬─────────────┘
             │  EFFEKTOR-HORMON              │ RELEASING-HORMON
             │                               │ BEGINN
             │                  ┌────────────┴─────────────┐
    ┌────────┴────────┐         │      ENDOKRINE DRÜSE     │
    │   REGELGRÖSSE   │         │   (kann auch HVL sein)   │
    └────────┬────────┘         └────────────┬─────────────┘
             │                               │ STIMULATION-HORMON
             │                  ┌────────────┴─────────────┐
             │                  │ GEREGELTES SYSTEM / ZIELORGAN
             └──────────────────┤  (z.B. Schilddrüse / Ovar, ...)
                                └──────────────────────────┘
             EFFEKTOR-HORMON
    ┌─────────────────┐
    │     EFFEKT      │
    └─────────────────┘
```

Abb. 6.8.2   Regelkreise von Hormonen

Spezielles

Im Hypothalamus wird LHRH (Luteinisierungs-releasing-Hormon) produziert. LHRH gelangt über den Blutweg zur Hypophyse, wo sich FSH- und LH-produzierende Zellen befinden. Diese werden zur Produktion angeregt. FSH bewirkt die Heranreifung des Primär- zum Tertiärfollikel (3), dann mit LH zusammen die Ausreifung zum Graaf-Follikel. Nach dem Eisprung wird von dem zurückgebliebenen Gelbkörper Progesteron und Östrogen gebildet, welche die Ausschüttung von LHRH vermindern (»negativer Feedback«).

Übrigens ist das Progesteron dafür verantwortlich, daß nach dem Eisprung die *Basalkörpertemperatur* um 0,5 °C ansteigt.

LH bewirkt die Ovulation (Eisprung) (4). Man nennt es auch ICSH (interstitielle Zellen stimulierendes Hormon, 6).

FSH beim Mann fördert die *Spermiogenese* (2). Die Beweglichkeit erlangen die Spermien erst durch das saure Vaginalmilieu.

Eine Übersicht gibt **Tab. 6.8.3**.

Tabelle 6.8.3 Hormone und ihre Wirkung

Hormon	Wirkung
FSH	Stimulation des Follikelwachstums und der Follikelreifung. Im Ovar regt es die Östrogenbildung an. Es ist für den Eisprung verantwortlich. Es fördert die Spermiogenese. (Mangel bewirkt Amenorrhö oder Hemmung der Spermiogenese.)
LH (ICSH)	Es bewirkt zusammen mit FSH Eireifung und Östrogenbildung. Es induziert Follikelsprung und Bildung des Gelbkörpers. Beim Mann stimuliert LH in den Leydig-Zwischenzellen die Testosteron- und Östrogenbildung. (Mangel bewirkt Amenorrhö, beim Mann ein Minus an Testosteron.)
LTH = Prolaktin, luteotropes Hormon	Es bereitet die Brust auf die Milchproduktion vor. Es steigert (nur) den Muttertrieb. Beim Mann bewirkt es Libidoverlust.
Östrogen	Wachstum von Vagina, Uterus, Ovar, Brust. Proliferation des Endometriums vor der Nidation. Stimulation von Bildung eines dünnflüssigen Zervikalschleims, der die Spermienpenetration verbessert. Hemmung der FSH-Bildung im HVL $\Rightarrow$ Unterdrückung des Eisprungs (Pille).
Progesteron	Umwandlung des Endometriums vom Proliferations- zum Sekretionsstadium. Verengung des Muttermunds. Der Zervikalschleim wird zäh. Erhöhung der Basalkörpertemperatur um ca. 0,5 °C.
Testosteron	Ausbildung der sekundären Geschlechtsmerkmale. Ausbildung von Bartwuchs, tiefer Stimme. Auslösung der Libido. Anabole (aufbauende) Wirkung an Muskeln. (Deswegen sind Männer auch so stark!)

Frage **6.9** Lösung B

Kommentar s. Kommentar zu Frage **6.6**!

Frage **6.10** Lösung B

Kommentar:

Ein Glomerulus ist ein *arterielles Gefäßknäuel*, eingeschlossen in der *Bowman-Kapsel*, und verbunden mit einem *Vas afferens* (ankommendes Gefäß) und einem *Vas efferens* (wegführendes Gefäß). Im Glomerulus wird das Blut gefiltert und der *Primärharn* gebildet. Er fließt durch eine Öffnung der Bowman-Kapsel in das Tubulussystem, wo er zum *Sekundärharn* aufbereitet wird.
Die funktionelle Einheit der Niere von Glomerulus, Bowman-Kapsel und Tubulussystem nennt man auch *Nephron*.

Frage **6.11** Lösung D

Kommentar:

Die Niere ist Ausscheidungsorgan von Abfallstoffen des Organismus, auch von Salzen (2). Der normale Harn ist bakterienfrei.
Bei Entzündungen kann man eine sog. *Bakteriurie* (Ausschwemmung von Bakterien im Harn) feststellen (1).
Den Glomerulus der Niere kann man sich wie ein Sieb vorstellen, dessen Poren nur eine bestimmte Größe haben. Durch den geringen Porendurchmesser ist es möglich, Wasser und Elektrolyte zu filtrieren. Die meisten Proteine des Bluts können die Membran aber nicht passieren und werden zurückgehalten (3).
Nur durch entzündliche oder andere pathologische Abnormitäten der Nephrone ist diese Filterwirkung so gestört, daß eine Proteinurie entsteht. Dies kann bei *Pyelonephritiden* und *Glomerulonephritiden* der Fall sein.
Die Körpertemperatur wird im Hypothalamus geregelt (4). Die Niere hat u.a. die Aufgabe der Säure-Basen-Regulation.
Respiratorisch bedingte Azidosen und Alkalosen können entweder durch vermehrte oder durch verminderte Basenausscheidung durch die Niere kompensiert werden (5).

Lösung zu Frage **6.12**:

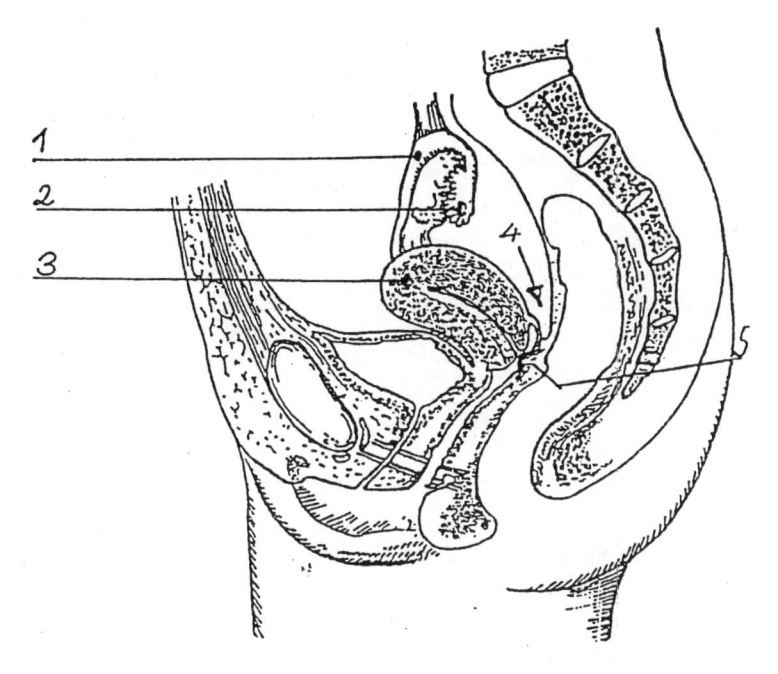

Abb. 6.12 Lage des Douglas-Raums und der weiblichen Geschlechtsorgane

1. Tuba uterina (Eileiter)

2. Fimbrientrichter (evtl.) mit Ovar

3. Uterus

4. Douglas-Raum (Excavatio rectouterina)

5. Fornix vaginae (oder evtl. Muttermund)

Frage **6.13**   Lösung C

Kommentar:

Die Niere produziert 2 wichtige Hormone: Erythropoetin und Renin.

Erythropoetin
Es wirkt fördernd auf die *Erythropoese* (Erythrozytenneubildung) im roten Knochenmark der platten Knochen und wird bei Anämie, bzw. wenn Hb oder Hkt abfallen, ausgeschüttet.
Sind beide Nieren insuffizient, kann nur noch vermindert Erythropoetin produziert werden, d.h. die Erythropoese ist gestört. Diese Patienten werden dann wegen der Niereninsuffizienz anämisch. Deshalb nennt man das Krankheitsbild auch *renale Anämie*.

Renin
Es wird u.a. bei *hypotonischen Zuständen* ins Blut abgegeben, um über *Angiotensin I und II* die Aldosteronsekretion der Nebenniere zu induzieren. Näheres s. Kommentar zu Frage 6.3.

Frage **6.14**   Lösung C

Kommentar s. Kommentar zu Frage **6.10**.

Frage **6.15**   Lösung D

Kommentar s. Kommentar zu Frage **6.1**.

Frage **6.16**   Lösung D

Kommentar:

Die Harnblase ist ein muskulöses Hohlorgan im kleinen Becken und besteht aus glatter Muskulatur (1).
Von der Niere aus zieht der Harnleiter (2) in die Blase, die sich über die

Harnröhre entleert. Das normale Füllungsvolumen beträgt ungefähr 500 ml. Sollte z.B. durch Verengung der Harnröhre (bei Prostatahypertrophie) die Miktion (Urinausscheidung) verhindert sein, kann es zu einer sogenannten »Überlaufblase« kommen: Der Urin läuft dann zurück in die Harnleiter. Näheres entnehmen Sie bitte einem fachbezogenen Lehrbuch.

Frage **6.17**   Lösung D

Kommentar:

Das Fremdwort für Niere lautet *Ren* (A).
Ein *vollständiges* Nephron setzt sich aus den Tubuli und der Bowman-Kapsel zusammen.
Die genaue Funktion des Nephrons finden Sie im Kommentar zu den Fragen 6.6 und 6.10 erläutert.

Frage **6.18**   Lösung A

Kommentar:

Adiuretin (1), auch ADH genannt, wird im Hypothalamus gebildet und wirkt unmittelbar auf die Niere. Dieses Hormon ist ausführlich im Kommentar zu Frage 4.1 erklärt.
ACTH (2), das adrenokortikotrope Hormon, wird ebenfalls im Hypothalamus gebildet. Es stimuliert in der Nebenniere die Produktion von Mineralo- und Glukokortikoiden. Nur einige von ihnen wirken auf die Niere. So kann man zusammenfassend sagen, daß ACTH nur indirekte Wirkung auf die Nierentätigkeit ausübt.
Parathormon (3), synthetisiert in der Nebenschilddrüse, wirkt zum einen kalziummobilisierend, zum anderen senkt es synergistisch mit Kalzitonin den Phosphatspiegel im Blut. Dies wird erreicht durch erhöhte Phosphatausscheidung und verminderte Phosphatrückresorption im Tubulussystem der Niere!
Aldosteron (4), ein Nebennierenhormon, retiniert Natrium und somit auch Wasser in der Niere. Die Funktion dieses Hormons in Verbindung mit dem »juxtaglomerulären Apparat« der Niere können Sie im Kommentar zur Frage 6.3 nachlesen.
Insulin (5) übt keinerlei Wirkung auf die Niere aus, sondern wird während der Verdauung vom Pankreas endokrin sezerniert und senkt den Blutzucker. Kommentar zu Frage **5.12**.

Frage **6.19**   Lösung A

Kommentar:

Mit *männlichen Gonaden* sind ausschließlich die Hoden gemeint, der Hodensack (Skrotum) hat hiermit nichts zu tun. Bitte merken Sie sich diesen Aspekt, die Frage wird häufiger gestellt!

7 Zentralnervensystem (ZNS)

Frage **7.1** Lösung C

Kommentar:

Das *Rückenmark* (RM) eines Erwachsenen hat je nach Körpergröße einen Durchmesser von ca. 1 cm und eine Länge von 40–50 cm.
Man unterscheidet wie bei der Wirbelsäule eine Pars cervicalis, thoracicae, lumbalis und sacralis. Vom Th12 an laufen die Nervenfasern in den *Pferdeschweif* (Cauda equina) aus.
Im Inneren des RM liegt die *graue Substanz*, außen umgeben von der *weißen Substanz*.
Die graue Substanz ist reich an *Nervenzellen*. In ihrer Mitte befindet sich ein kleiner »Zentralkanal«, der *Canalis centralis*. Die weiße Substanz besteht vorwiegend aus *markhaltigen Nervenfasern* (C).

Frage **7.2** Lösung A

Kommentar s. Kommentar zu Frage **3.26**!

Frage **7.3** Lösung C

Kommentar:

Die *Skelettmuskulatur* macht ca. 40% des Körpergewebes aus. Die Kontraktion ist rasch, an keinen Rhythmus gebunden, *willkürlich* beeinflußbar und wird durch Nerven des *zerebrospinalen Nervensystems* ausgelöst. Der normale Reiz für den Skelettmuskel ist der Nervenimpuls des zerebrospinalen Systems. Er löst in den *motorischen Endplatten* die Bildung von ACH (Azetylcholin) aus, welches als Transmitter fungiert. Die »motorische Endplatte« stellt im Prinzip die Endsynapse dar, von welcher aus die Kalziumausschüttung im Muskelgewebe erwirkt wird. Kalzium seinerseits aktiviert das *Aktin-Myosin-System*: Es kommt zu einer Kontraktion (**Abb. 7.3**).

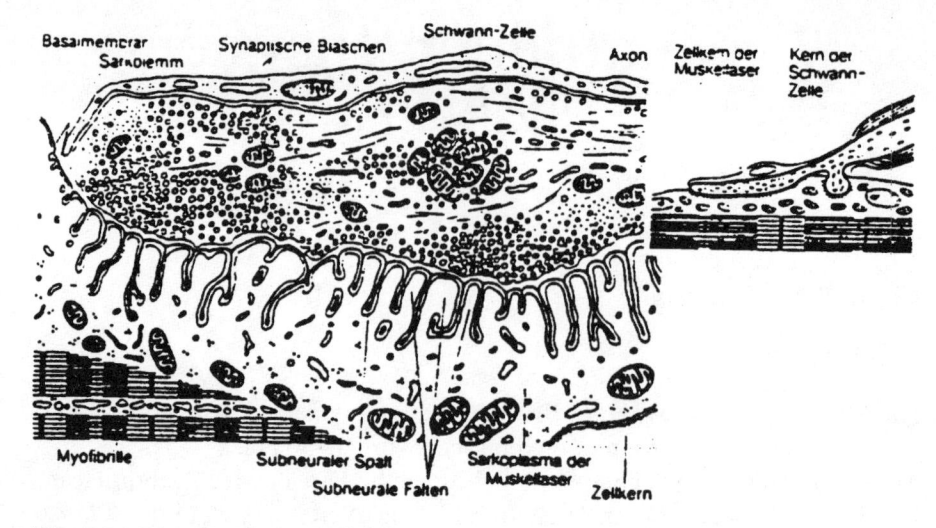

Abb. 7.3 Die motorische Endplatte

Frage 7.4 Lösung B

Kommentar:

Traubenzucker ist praktisch der *alleinige Energielieferant der Nervenzellen*. 10% des vom Blut angebotenen Traubenzuckers werden vom ZNS laufend verbraucht. In 1 Stunde beträgt der Bedarf des ZNS etwa *6 g Glukose* (B). Vom Glukosestoffwechsel hängen die Leistungen von ZNS und Rückenmark ab.
Bei Arteriosklerose sind wohl auch Blut- und Sauerstoffversorgung des ZNS vermindert, weitaus am meisten ist jedoch die Versorgung mit Glukose betroffen.
In absoluten Hungerzuständen können vom Gehirn auch die beim Fettabbau anfallenden *Ketonkörper* zur Energieausbeute von ZNS genutzt werden.

Frage 7.5 Lösung E

Kommentar:

Gehirn und Rückenmark bilden als Einheit das ZNS. Das periphere Nervensystem setzt sich u.a. aus sensiblen Nervenfasern (4), motorischen Nervenfasern (5), den Spinalnerven (2) und den peripheren Nerven zusammen.

Frage 7.6 Lösung D

Kommentar:

Der Flüssigkeitsmantel im *Subarachnoidalraum* schützt das Rückenmark gegen *Stoß und Schlag*, aber auch gegen *Wärmeschädigung*. Da ein eingetauchter Körper soviel an Gewicht verliert, wie er Flüssigkeit verdrängt, ist das Rückenmark nahezu *schwerelos* im Duralsack untergebracht. Der Glukosegehalt (40–90 mg/100 ml) hat eine ernährende Funktion. Der normale Proteingehalt schwankt zwischen 25–40 mg/100 ml. 1 ml Liquor enthält 0–3 Lymphozyten.
Der Liquor wird vom *Adergeflecht* der Hirnventrikel (D) gebildet. Er durchfließt die Ventrikelräume und den Zentralkanal, aber auch den Subarachnoidalraum um Gehirn und Rückenmark.
Die Epithelzellen der Adergeflechte stellen eine Art *Schranke* für den Übertritt von Stoffen aus dem Blut in den Liquor dar. Sie ist wesentlich durchlässiger als die Blut-Hirn-Schranke.
Von diagnostischer Bedeutung ist die Zusammensetzung des Liquors z.B. bei Entzündungen. Wenn man eine virale von einer bakteriellen Meningitis abgrenzen will, untersucht man neben dem Zellgehalt auch den Glukosegehalt. Dieser nämlich sinkt durch den Verbrauch von Bakterien; Viren dagegen verbrauchen keine Glukose.
So ist die Meningitis bei normalem Glukosegehalt im Liquor wahrscheinlich viraler Genese.
Die Lumbalpunktion wird meist zwischen L3 und L4 vorgenommen.

Frage 7.7 Lösung A

Kommentar:

Das Gehirn (Zerebrum) liegt in der Schädelhöhle. Es zeigt 5 Abschnitte:

Verlängertes Mark (Medulla oblongata) mit den beiden *Pyramiden*, den beiden *Oliven* und dem hinteren Abschnitt der Rautengrube,

Hinterhirn (Metenzephalon) mit *Brücke* (Pons) und *Kleinhirn* (Zerebellum),

Mittelhirn (Mesenzephalon),

Zwischenhirn (Dienzephalon) mit *Thalamus, Hypothalamus, HHL* und *Mamillarkörper,*

Kleinhirn. Es überdacht den vorderen Abschnitt der Rautengrube und liegt, durch das *Kleinhirnzelt* (Tentorium cerebelli) vom Großhirn geschieden, in entsprechenden Gruben der Hinterhauptsschuppe. Das Kleinhirn hat beidseits 3 Stiele: Der vordere verbindet es mit dem Mittelhirn, der mittlere mit der Brücke und der untere (oder hintere) mit dem verlängerten Mark.
Das Kleinhirn ist eine *wichtige Meldestelle*, d.h. in ihm werden Einzelinformationen zu einem zusammenhängenden Bild zusammengefaßt. Es arbeitet als *Kontrollzentrum der Motorik*:

als Sammelstelle für Meldungen der *Orientierung*,

als Meldesammelstelle für Tastsinn und Tiefensensibilität (A),

zur Überprüfung der *motorischen Funktionen* (Spannung, Kraft),

als wichtige *Schaltstelle zur Großhirnrinde!*

Die Lösungen B, C und D werden in den entsprechenden Riech- und Sehzentren des Großhirns verarbeitet.

Frage 7.8   Lösung D

Kommentar:

Das Ohr setzt sich aus 3 Abschnitten zusammen: Außen-, Mittel- und Innenohr.
Jeder dieser Abschnitte übt spezifische Funktionen aus, deren Zusammenspiel die akustische Wahrnehmung ermöglicht.
Außenohr. Es besteht z.T. aus Knochen, z.T. aus Knorpel. Seine wesentliche Aufgabe besteht in der Aufnahme der Schallwellen. Die Schallwellen prallen gegen das Trommelfell, welches das Außen- vom Mittelohr trennt.
Mittelohr. Auch als Paukenhöhle bezeichnet, ist es durch die Ohrtrompete (Tuba auditiva oder auch *Eustachi-Röhre*) mit dem Rachenraum verbunden und somit belüftet. Sie öffnet sich beim Schlucken und ermöglicht den Druckausgleich für die beiden Seiten des Trommelfells. Das Mittelohr wird von 3 Gehörknöchelchen durchzogen: *Hammer, Amboß* und *Steigbügel*, welche die Schwingungen vom Trommelfell auf die Flüssigkeit in der Kochlea (*Schnecke* des Innenohrs) übertragen (D). Die Steigbügelplatte nämlich steht in Verbindung mit dem *ovalen Fenster der Kochlea*.
Innenohr. Das im *Pyramidenbein des Os temporale* gelegene Gehör-Gleichgewichtsorgan besteht aus dem Vestibulum (Gleichgewichtsorgan) (B) und der Kochlea (Gehörorgan). Beide werden vom *VIII. Hirnnerven* (N. vestibulocochlearis) innerviert. Die Erregungen und Impulse werden durch eine Transformation (Umwandlung) von Reizen (Schallwellen) in Aktionspotentiale im Innenohr und dem Gleichgewichtsorgan erzeugt (E).

Frage 7.9   Lösung B

Kommentar:

Die Kenntnis über Funktion und Lage des *Atemzentrums* ist auch für das Pflegepersonal von entscheidender Bedeutung.
Die Atembewegungen werden vom Atemzentrum in der *Medulla oblongata* gesteuert (B). Das Atemzentrum erhält seine Meldungen von den freien Ästen des Vagus in den *Lungenalveolen* und von *Chemorezeptoren* im *Karotis-* und *Aortenglomus*, welche vom Absinken des O_2-Gehalts im Blut und vom CO_2-Gehalt des Bluts gereizt werden. Der CO_2-Gehalt wird übrigens vornehmlich über den Liquor gemessen.
Bei Änderungen des *Säure-Basen-Spiegels* im Blut – somit auch des pH-

Werts im Blut – induziert das Atemzentrum über den *N. phrenicus* eine verstärkte oder verminderte Atemtätigkeit.
Das Atemzentrum kann durch viele Medikamente beeinflußt werden (s. Pharmakologie!).

Frage **7.10** Lösung A

Kommentar s. Kommentar zu Frage **1.12**!

Frage **7.11** Lösung C

Kommentar:

Der Sehapparat besteht aus dem *Augapfel*, seinem *Halte-, Bewegungs-* und *Berieselungsapparat* für die Hornhaut sowie dem *Schutzapparat* für das Auge.
Die Erläuterung jeder dieser Abschnitte würde den Kommentarrahmen sprengen, bitte lesen Sie dies in Ihrem Lehrbuch nach.
Der *Akkommodationsapparat* des Auges besteht aus Iris und Linse. Sie bewirken eine scharfe Abbildung von Gegenständen in Ferne und Nähe. Akkommodation (Anpassung) geschieht durch *Krümmung* der Linse mit Hilfe des *Ziliarmuskels* – hierdurch wird die Brechkraft verändert – und durch die *Blendenfunktion* der Iris.
Die *Hornhaut* (1) übt eine Schutzfunktion vor äußeren mechanischen und chemischen Einflüssen aus. Sie wird ständig durch den Berieselungsapparat feucht gehalten.
Die *Netzhaut,* eine Ausstülpung des Gehirns. Sie besteht aus *Zapfen* und *Stäbchen*, welche die Transformation von Licht in elektrische Impulse bei Tag und Nacht ermöglichen (3) S. auch **Abb. 7.13**!

Lösung zu Frage 7.12:

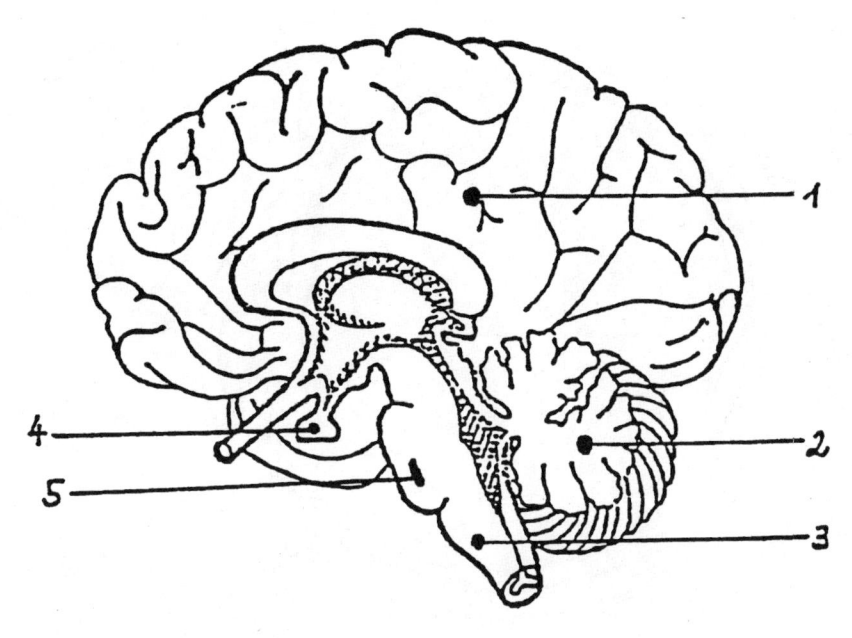

Abb. 7.12 Das Gehirn

1. Großhirn (Cerebrum)

2. Kleinhirn (Cerebellum)

3. verlängertes Mark (Medulla oblongata)

4. Hirnanhangsdrüse (Hypophyse)

5. Brücke (Pons)

Lösung zu Frage **7.13**:

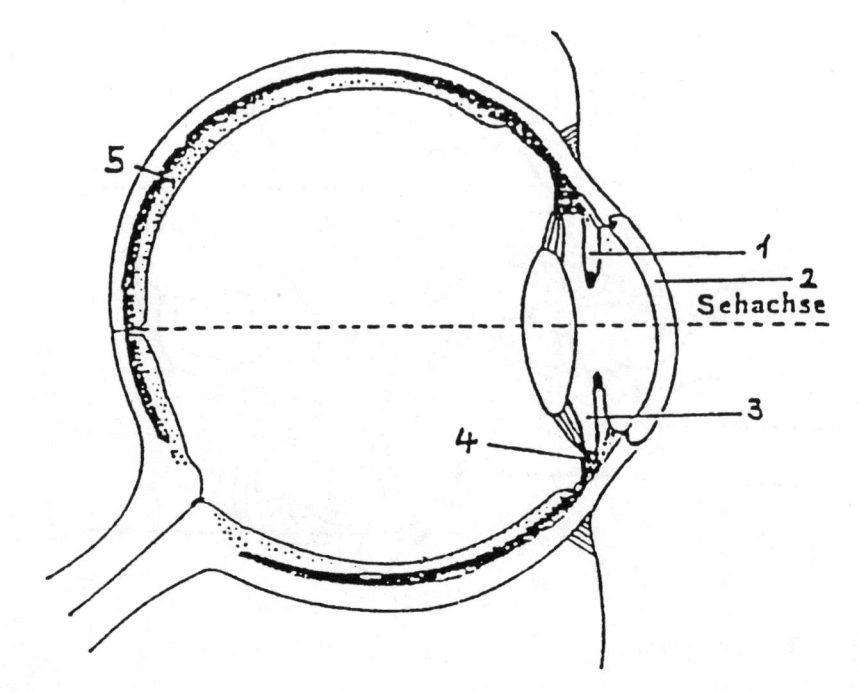

Abb. 7.13 Das Auge

1. Iris

2. Hornhaut

3. hintere Augenkammer

4. Ziliarmuskel

5. Netzhaut (Retina)

Frage **7.14**   Lösung D

Kommentar s. Kommentar zu Frage **7.8**

Frage **7.15**   Lösung B

Kommentar:

Das Ventrikelsystem des Gehirns beschreibt ein Hohlraumsystem, welches mit Liquor cerebrospinalis (insgesamt ca. 150 ml) gefüllt ist. Insgesamt kennt man 4 Ventrikel (I.–IV.).
Die beiden Seitenventrikel (I. und II.) stehen untereinander und mit dem III. Ventrikel (im Zwischenhirn) durch das Foramen interventriculare in Verbindung.
Die Verbindung zwischen III. und IV. Ventrikel, der vor dem Kleinhirn liegt, nennt man Aquaeductus cerebri oder auch *Aquaeductus Sylvii*. Eine Abbildung vom Ventrikelsystem soll Ihnen die Topographie darstellen. Sie finden sie in einem Lehrbuch.

Frage **7.16**   Lösung D

Kommentar:

Ein Schnitt durch das Gehirn läßt erkennen, daß die Rinde (Kortex) aus *grauer Substanz* und die inneren Kerne aus *weißer Substanz*, dem Marklager, aufgebaut sind.
Die graue Substanz besteht aus Nervenzellen, deren Ausläufer Verbindung zu den einzelnen Kernen halten. Wenn man sich diese Verbindungen wie Stromkabel vorstellt, begreift man sehr schnell die Systematik des ZNS.

Im Rückenmark verhält es sich genau umgekehrt. Die weiße Substanz, gebildet durch Neuriten (Axone), liegt außen, die graue Substanz innen. Schauen Sie sich hierzu bitte im Lehrbuch ein Bild an und prägen Sie sich die »farblichen« Konstellationen ein!
Lesen Sie bitte auch den Kommentar zu Frage **7.1**!

Frage **7.17**   Lösung A

Kommentar:

Gleichgewichtssinn. Vom Kleinhirn kontrolliert, ist er für den Organismus Grundlage einer jeden kontrollierten Handlung.
Wärmezentrum. Gelegen im Zwischenhirn, reguliert es die Kerntemperatur. Hormone wie Progesteron wirken u.a. hier und erhöhen nach dem Eisprung die Basalkörpertemperatur um 0,5 °C.
Bewußtsein. Wo sonst sollte es liegen als in der Großhirnrinde? Von hier gehen die Ursprünge unserer letztlichen Handlung aus.
Atemzentrum. Äußerst wichtig zu wissen, daß es in der Medulla oblongata liegt. Es wird durch viele Medikamente beeinflußt. Aber auch der CO_2-Gehalt im Liquor hat regelnden Einfluß. Unter hypoxischen Zuständen diffundiert CO_2 aus dem Blut in den Liquor und regt das Atemzentrum an, eine Hyperventilation zu veranlassen. Lesen Sie bitte auch den Kommentar zu Frage **7.9**!

Frage **7.18**   Lösung D

Kommentar:

An dieser Stelle möchte ich eine kurze Abhandlung des Auges bringen, auch im Hinblick auf spätere Examina.

Das paarig angelegte Auge ist annähernd kugelförmig aufgebaut. Es wird versorgt durch den II. Hirnnerven, den *N. opticus*. Die arterielle Versorgung gewährleistet die *A. centralis retinae*, ein Abgang der A. ophthalmica. Die A. centralis retinae verläuft im Zentrum des N. opticus – ein einmaliges Phänomen in der Anatomie unseres Körpers!
Die äußere Augenhaut besteht aus einer undurchsichtigen weißen Lederhaut, der *Sklera*, und einer durchsichtigen Hornhaut, der *Kornea*. Die Kornea ist wie ein Uhrglas in die Lederhaut eingelassen und ebenfalls von derber Konsistenz. Hier findet die Lichtbrechung statt (A4).
Die *Pupille* mit ihren Muskeln regelt dann die Schärfe des Sehens. Nach Passieren der Lichtstrahlen durch den *Glaskörper* nehmen bestimmte *Photorezeptoren* der *Retina* (Netzhaut) diese Lichtreize auf, formen sie in elektrische Impulse um (Aktionspotentiale) und leiten diese Information über den N. opticus zum Sehzentrum im ZNS weiter. Die Zellen in der Schicht

der Photorezeptoren sind *Stäbchen* und *Zapfen*. Die Zahl der Zapfen wird auf 3–4 Mill., die der Stäbchen auf 75 Mill. geschätzt. Die Stäbchen sind viel empfindlicher als die Zapfen. In der Nacht also reagieren die Stäbchen viel intensiver als die Zapfen, die eher bei Tag aktiv sind.

Etwa 4 mm seitlich von der Papille liegt der *gelbe Fleck* oder auch *Macula lutea*. Hier ist die Retina verdünnt, wodurch die Zentralgrube entsteht (Fovea centralis). Sie entspricht dem hinteren Augenpol und ist die Stelle schärfsten Sehens (C1).
Der sogenannte *blinde Fleck* befindet sich an dem Punkt, wo der N. opticus austritt. Hier gibt es keinerlei Rezeptoren.

Bitte lesen Sie in ihrem Lehrbuch auch einmal genau den Verlauf des N. opticus und seiner Bahnen durch. Beliebte Frage in »innerer Medizin« und »Augenheilkunde« ist das »Scheuklappen-Syndrom«. S. auch **Abb. 7.13** und Kommentar zu Frage **7.11**!

Sachverzeichnis

A
Abwehrfunktion s. Infektabwehr
Achsen
– Handgelenk 15
– Schultergelenk 15
– Sprunggelenk, oberes 15
Acromion (Schulterblatthöhe) 23
ACTH (adrenocorticotropes Hormon) 71, 79
Adenohypophyse
– s.a. Hypophyse
– Hormone 75
Adergeflecht (Plexus choroideus) 130
ADH (antidiuretisches Hormon) 65, 119, 127
Adiuretin s. ADH (antidiuretisches Hormon)
Adrenalin 69
adrenocorticotropes Hormon s. ACTH
Akkommodationsapparat 132
Aktionspotentiale, Nervengewebe 4
Albumine, Wasserbindungsvermögen 83
Aldosteron 77, 127
Aldosteronmangel 76
Alpha-Amylase s. Amylase
Alveolen (Lungenbläschen) 52
Amboß 19
Ammoniak, Leber 113
amöboide Eigenbewegung, Granulozyten 69
Amylase 105, 109, 117
– Dünndarm 117
– Pankreas 94, 105, 109, 117
– Speichel 117
Anaphase 10
anatomische Strukturen
– Becken 24, 28–29, 35
– Femur 22, 29
– Gesichtsschädel 36
– Herz 58–59
– Lunge 63
– Nerven 7
– Scapula 23
– Schädel, knöcherner 26
– Schädelbasis 32
– Wirbel 27
– Zahn 25
– Zelle 2, 8

Angulus
– inferior (unterer Winkel), Scapula 23
– superior (oberer Winkel), Scapula 23
antidiuretisches Hormon s. ADH
Antrum pyloricum 97, 113, 116
Aorta 39, 59
– abdominalis 37, 44
– ascendens, Strömung, turbulente 46
– Windkesselfunktion 49
Aortenbogen 46
Aortenwandelastizität, Blutdruck 38
Appendix vermiformis (Wurmfortsatz) 98, 111
Aquaeductus Sylvii 135
Arteria
– axillaris 40
– brachialis 40
– carotis interna 47
– – – Äste 129
– coronaria 47, 50, 58, 129
– hepatica 91
– interlobularis 92
– ophthalmica (Augenschlagader) 47, 129
– pulmonalis 45, 47, 59
– radialis 40
– ulnaris 40
Arterien 44
– s.a. Gefäße
– Bluttransport 44
– Koronargefäße 47, 50, 58, 129
– Media 49
Arterienstämme, Aortenbogen 46
Atemwege, Flimmerepithel 12
Atemzentrum 131, 136
Atmung
– s.a. Exspiration
– s.a. Inspiration
– Zwerchfell 87
ATP, Mitochondrien 6
Auge, Strukturen 134
Augenfarbe, Genmanifestation 11
Augenkammer, hintere 134
Augenschlagader (A. ophthalmica) 47, 129
Ausatmungsvolumen 62
AV-Knoten 41, 45
Axon (Neurit) 7
Azetylcholin 132
Azidose, respiratorische 81

B

Bakterien, Salzsäure 106
Bauchaorta (Aorta abdominalis) 44
– Äste 37
Bauchfell (Peritoneum) 107
– Epithel 11
Bauchhöhle 107
Bauchmuskeln 34
Bauchspeicheldrüse (Pankreas) 69, 105, 108–110, 114, 117
Bauchspeicheldrüsengang (Ductus pancreaticus) 96, 100, 110
Bauchwassersucht 107
Becherzellen, Ösophagus 93
Becken, anatomische Strukturen 24, 28–29, 35
Belegzellen (Magen), HCl 108
Bewußtsein 136
Bilirubin 65
– Gallenflüssigkeit 100
– Leber 112
Bindegewebe 1
– retikuläres 13
Biokatalysatoren 82
Blase s. Harnblase
Blinddarm (Zäkum) 98–99, 111
Blut
– Azidose, respiratorische 81
– Erythrozyten 72, 74–75, 80, 84
– Erythrozytenabbau 65, 85
– Erythrozytenagglutination 73
– Erythrozytenzerfall 66
– Gasaustausch, innerer 78
– Gesamtvolumen 55
– Granulozyten 68–69, 72
– Hämoglobin, Abbauprodukte 65
– Hochdrucksystem 60
– Leukozyten 72, 84
– Lymphozyten 68, 72
– Megakaryozyten 75
– Monozyten 72
– Niederdrucksystem 60
– pH-Wert 81
– Retikulozyten 75
– Sauerstoffabgabe 78
– sauerstoffreiches, Gefäße 38, 44
– – Lungenvenen 38, 44
– Thrombozyten 68, 70, 72, 75, 80, 84
Blutdruck
– Blutvolumen 38
– diastolischer 61
– erhöhter 60
– Faktoren, beeinflussende 38
– Glukokortikoide 71
– Maxima 61
– Minima 61

Blutdruck
– Nieren 125
– systolischer 61
Blutgefäße
– s. Arterien
– s. Gefäße
– s. Venen
Blutgerinnung 67, 70, 83–84
– Eiweiße 70
– Phasen 72
– – Ablauf 77
– Thrombozyten 68
Blutgerinnungsfaktoren, Leber 103
Blut/Gewebe, Gasaustausch 43
Blutgruppe A 80
– Agglutination mit Spendererythrozyten 73
Blutgruppe AB, Serumeigenschaften 73
Blutgruppen 80
Blutkörperchen s. Erythrozyten
Blutkreislauf, fetaler 45, 49, 54
Blut-pH-Wert, Nieren 123
Blutspeicher, Leber 103
Bluttransport, Arterien 44
Blutvolumen
– Blutdruck 38
– Herzschlagvolumen 43
– Venen 40
Blutzucker, Insulin 92
Bowman-Kapsel 116, 125
Bronchialäste 63
Bronchioli 56
Brücke (Pons) 133
Brustbein (Sternum) 18

C

Caput femoris (Oberschenkelkopf) 22
Cerebellum (Kleinhirn) 133
– Aufgaben 131
– Gleichgewicht 136
– Wärmezentrum 136
Cerebrum (Großhirn) 133
Cholesterin
– Gallenflüssigkeit 100
– Leber 108
Cholezystokinin 109
Chondroklasten 4
Chromatin 13
Chromosomen 6
– Chromatin 13
Chymotrypsinogen 94, 109
Collum femoris (Oberschenkelhals) 22, 29
Colon
– s.a. Dickdarm
– ascendens 98–99, 111

Colon
- descendens 98–99
- sigmoideum 98–99
- transversum 98–99

Corpus
- femoris (Femurschaft) 22
- ventriculi (Magenkörper) 97
- vertebralis (Wirbelkörper) 27

Crista
- galli (Hahnenkamm) 32
- iliaca (Darmbeinkamm) 24

D

Darm
- s.a. Dickdarm
- s.a. Dünndarm
- s.a. Duodenum
- s.a. Enddarm
- s.a. Ileum
- s.a. Jejunum
- s.a. Zäkum
- Kalziumaufnahme 79

Darmbein (Os ilium) 18, 24, 28–29, 35
Darmbeinkamm (Crista iliaca) 24
Darmbeinschaufel 24
Darmmuskulatur 3
Darmschleimhaut, Durchblutung 55
Daumengrundgelenk 19
Dendriten (Dendritenbaum) 7
Dentin (Zahn) 25
Desoxyribonukleinsäure s. DNS
Diastole 39, 45
Dickdarm (Kolon) 90, 98–99, 111
- Elektrolytresorption 87
- Haustren 90, 98, 104
- Tänien 111–112
- Wasserresorption 87

Diffusion
- Kapillaren 78
- Lunge 5, 37, 51, 78

Discus intervertebralis (Zwischen-
  wirbelscheibe) 27
DNS (Desoxyribonukleinsäure) 8
- Verdoppelung 10
Dornfortsatz (Proc. spinosus) 27
Douglas-Raum (Excavatio rectouterina)
  119, 124
Drehgelenke 31
Dreiecksbein (Os triquetrum) 17
Druck, osmotischer 77
Druckkörperchen 2

Drüsen
- endokrine 11
- inkretorische 5

Drüsengewebe 1
Drüsensekrete, inkretorische 5

Ductus
- Arantii 54, 56
- arteriosus (Ductus Botalli) 49, 54
- choledochus (Gallengang) 96, 100, 110
- cysticus (Gallenblasengang) 96
- deferens (Samenleiter) 119
- hepaticus (Lebergang) 96
- pancreaticus (Bauchspeicheldrüsengang)
  96, 100, 110
- venosus (Ductus Arantii) 54, 56

Dünndarm 89, 95, 101
- Amylase 117
- Aufgaben 109
- Gliederung 95
- Länge 89
- Lieberkühn-Krypten 114
- Mikrovilli 95, 101, 116
- Oberflächenvergrößerung 95
- Paneth-Körnerzellen 114
- Resorptionsfläche 101
- Schutz vor Selbstverdauung 114
- Zotten 101

Duodenum (Zwölffingerdarm) 90, 95
- Lage 90
- Mageninhalt, Passagegeschwindigkeit
  113

E

Eierstöcke (Ovarien) 119, 124
- Hormone 69, 71

Eileiter (Tuba uterina) 119–120, 124

Eiweiße
- Abbau 71
- Biosynthese 2
- Blutgerinnung 70
- Glukokortikoide 71
- Salzsäure 106
- Umwandlung in Glukose 108
- Zelle 2

Eiweißpigmente 12

Eiweißstoffwechsel
- Endprodukte 115
- Pankreasenzyme 110

Eizelle 8

EKG (Elektrokardiogramm)
- Bedeutung 42, 46
- P-Welle 62
- QRS-Komplex 62
- T-Welle 62

elastische Fasern, Lunge 51
Elektrolyte, Intrazellularflüssigkeit 10
Elektrolythaushalt 77
Elektrolytresorption, Dickdarm 87
Enddarm (Rektum) 90, 98
endokrine Drüsen 11
endokrine Sekretion 11

303

endoplasmatisches Retikulum (ER) 2, 8
Endplatte, motorische 129
Energiegewinnung, Zelle 6
Entgiftungsfunktion, Leber 103, 113
Enzyme
– Aufgaben 82
– Pankreas 94, 109
Epicondylus femoris (Gelenkknorren) 22
Epiphyse 19
Epiphysenfuge 16
Epithel
– Flimmerepithel, Atemwege 12
– – Eileiter 120
– – Trachea 3, 55
– Plattenepithel, einschichtiges 11
– – mehrschichtiges, unverhorntes 12, 56
– respiratorisches 3, 55
– Trachea 3, 55
– Zylinderepithel, Eileiter 120
– – Magen 12
Epithelgewebe 1
Epithelzellen, Lunge 51
ER (endoplasmatisches Retikulum) 2, 8
Erregungsleitung, Nervengewebe 5
Erregungsleitungssystem 42
– AV-Knoten 41, 45
– Herz 41, 45
– His-Bündel 41
– Purkinje-Fasern 41
– Sinusknoten 50
– Störungen 39
Erythrozyten 72, 74–75, 80, 84
– Abbau 65, 85
– Bildungsstätte 74, 80, 125
– Milz 85
– Zerfall 66
Excavatio rectouterina (Douglas-Raum) 124
Exspiration 62
– s.a. Atmung
Extrasystole 39
Extrazellularraum 77

F
Farbsehen 137
Fasern, elastische, Lunge 51
Felsenbein (Pars petrosa ossis temporalis) 15, 32, 35
Femur (Oberschenkelknochen) 20, 22
– anatomische Strukturen 22
Fetalkreislauf 45, 49, 54
– Ductus Botalli 49
– Lungenkreislauf 49
Fettgewebe 1
– Glukoseaufnahme 83
Fettsäuren, Leber 108

Fetus, Pfortaderkreislauf 56
Fibrin 67, 77
Fibrinogen 67, 70, 77, 83
Fibrinolyse 72
Fibula (Wadenbein) 18
Fimbrientrichter, Eileiter 124
Fleck, gelber 137
Flimmerepithel
– Atemwege 12
– Eileiter 120
– Trachea 3, 55
Follikelreifung
– FSH 121
– LH 121
Follikelstimulierendes Hormon (FSH) 67, 121
Foramen
– intervertebrale (Wirbelloch) 27
– ovale (Herz) 45, 54
– ovale (Schädelbasis) 30
Fornix vaginae 124
FSH (Follikelstimulierendes Hormon) 67, 121
Fundus ventriculi 97
Fußwurzelknochen 16, 20

G
Galle 100
– Bilirubin 100
– Cholesterin 100
– Eindickung 106
– Leber 112
– Mündungsort 90
– Speicherung 106
Gallenblase (Vesica fellea) 96
– Aufgaben 106
Gallenblasengang (Ductus cysticus) 96
Gallenflüssigkeit s. Galle
Gallengänge, Leberpforte 91
Gallengang (Ductus choledochus) 96, 100, 110
Gallensaft s. Galle
Gammaglobuline
– Aufgaben 81
– Infektabwehr 83
Gasaustausch
– Blut/Gewebe 43, 78
– innerer 78
– Kapillaren 78
– Lunge 5, 37, 51, 78
Gefäße
– s.a. Arteria/Arterien
– s.a. Kapillaren
– s.a. Vena/Venen
– Blut, sauerstoffreiches 38, 44
– große, Klappen 39

Gefäße
- Herz 58
- kleine, Wandspannung, Blutdruck 38
- Schichten 49

Gehirn 130
- s.a. Großhirn
- s.a. Kleinhirn
- s.a. Zwischenhirn
- Energiequelle 130
- graue Substanz 136
- weiße Substanz 129

Gehörgang, äußerer 26
Gehörorgan, Lage 15
gelber Fleck 137
Gelenkbänder 21
Gelenke
- Atlantoaxialgelenk 31
- Bestandteile 21
- Daumengrundgelenk 19
- Drehgelenk 31
- echte 21
- Handgelenk 15, 30
- Hüftgelenk 19, 31
- Kniegelenk 19, 30–31
- Kugelgelenk 19, 31
- Sattelgelenk 19
- Scharniergelenk 19, 30–31
- Schultergelenk 15
- Sprunggelenk, oberes 15, 18, 30

Gelenkfläche
- Becken 24
- Schulterblatt 23

Gelenkkapsel 21
Gelenkknorren (Epicondylus femoris) 22
Gelenkspalt 21
genetische Information
- Augenfarbe 10
- Chromosomen 6
- Zelle 2

Genitale, weibliches, Organe 119
Genmanifestation, Augenfarbe 10
Gerinnung s. Blutgerinnung
Gesäßmuskel, großer, Antagonist 34
Geschlechtsdrüsen
- s.a. Hoden
- s.a. Ovarien
- hormonale Steuerung 74

Geschlechtsmerkmale, weibliche, sekundäre 126
Gesichtsschädel
- anatomische Strukturen 36
- Knochen 18

Gewebe/Blut, Gasaustausch 43, 78
Gewebsthromboplastin 77
glandotrope Hormone 75, 79
glatte Muskulatur s. Muskulatur, glatte

Gleichgewicht 136
Gleichgewichtsorgan, Lage 15
Glomerulus 122, 125
Glukagon 76, 108, 110
Glukokortikoide 66, 71, 76
- Herztätigkeit 42

Glukoneogenese 108
Glukose, Gehirn 130
Glukoseaufnahme
- Fettgewebe 83
- Muskelgewebe 83

Glykogen 12
Glykogenspeicherung, Leber 94
Golgi-Apparat 8
Gonadotropine 67, 121
Granulozyten 68–69, 72
graue Substanz
- Gehirn 136
- Rückenmark 136

Großhirn (Cerebrum) 133
Großhirnrinde, Bewußtsein 136

H
Hämoglobin 47
- Abbauprodukte 65

Hämolyse 66
Halslordose 17
Hammer 19
Handgelenk
- Achsen 15
- Gelenkart 30

Handwurzelknochen 17
Harnblase 126
Harnblasenmuskulatur 3
Harnröhre 119
- weibliche, Länge 120

Harnsäure 115
Harnstoff 115
- Leber 108, 113

Hauptzellen (Magen) 89, 107
- Pepsinogen 89, 107

Haustren 90, 98, 104
Haut
- mechanischer Schutz 2
- Rezeptoren 2
- Sinnesorgane 2
- Wärmeregulation 2

HCl (Salzsäure), Belegzellen 106, 108
Henle-Schleife 125
Herz
- anatomische Strukturen 58–59
- Aussagen, charakteristische 45, 54
- AV-Knoten 41, 45
- Bluttransport 44
- Erregungsleitungssystem 41–42, 45
- Faserringe, bindegewebige 47

305

Herz
- Gefäße 58
- His-Bündel 41
- Purkinje-Fasern 41
- Sinusknoten 41, 50
Herzerschlaffung (Diastole) 39, 45
Herzfrequenz
- Blutdruck 38
- EKG 42, 46
Herzinfarkt, EKG 42
Herzkammer
- linke 39, 45
- rechte 39, 45
Herzklappen 39, 45, 48, 54, 59
- s.a. Mitralklappe
- s.a. Pulmonalklappe
- s.a. Trikuspidalklappe
Herzkontraktion (Systole) 39, 45, 48, 52, 54
Herzkontraktionskraft, Blutdruck 38
Herzkranzgefäße (Koronargefäße) 58, 129
- Arterien 50
- Venen 47
Herzlage, EKG 42, 46
Herzschlagvolumen 43
Herzskelett 47
Herztätigkeit 42
- Faktoren, beeinflussende 42
- Phasen 39
Hinterhauptsbein (Os occipitale) 26, 32
Hirnanhangsdrüse (Hypophyse) 133
Hirnschädelknochen 21
Hirnventrikel, Plexus choroideus 130
His-Bündel 41
Hochdrucksystem 50
- Kreislauf 41
Hoden (Testes) 120–121, 128
- Hormone 71
Hörknöchelchen 19
Hohlvene, obere 59
Hormone
- ACTH 71, 79
- Adenohypophyse 75
- ADH 65, 119, 127
- Adrenalin 68–69
- Aldosteron 76–77, 127
- Drüsen, inkretorische 5
- endokrine 92
- FSH 67, 121
- glandotrope 75, 79
- Glukagon 76
- Glukokortikoide 66, 71, 76
- Gonadotropine 67, 121
- Hoden 71
- Hypophyse 74
- ICSH 67, 121
- Insulin 69, 76, 83, 92, 110, 114

Hormone
- Kalzitonin 68
- Kortisol 68
- LH 67, 121
- Nebennieren 69, 71
- Nebennierenmark 68
- Nebennierenrinde 65, 68
- Nebenschilddrüse 79
- Nieren 125
- Östrogen 79
- Ovarien 69, 71
- Oxytozin 82
- Pankreas 69
- Parathormon 127
- Progesteron 69, 79
- Schilddrüse 11, 68–69, 71, 74–75
- Sexualhormone 108, 113
- Testosteron 121
- Thyroxin 69
- TSH 79
Hornhaut 134
Hornschicht 2
Hüftgelenk 19
- Gelenkart 31
Hüft-Lenden-Muskel
- Antagonist 34
- Ursprung 31
Hyperkaliämie, Aldosteronmangel 76
Hypoglykämie, Insulinüberschuß 92
Hypokaliämie, Insulinüberschuß 92
Hyponatriämie, Aldosteronmangel 76
Hypophyse (Hirnanhangsdrüse) 133
- s.a. Adenohypophyse
- Hormone 74
Hypothalamus, Oxytozin 82

I

ICSH (Interstitialzellstimulierendes Hormon) 67, 121
Ileozäkalklappe 98, 111
Ileum 95, 98
- Mikrovilli 116
- Vitamin B_{12}, Resorption 102
Immunglobuline s. Gammaglobuline
Impulsweiterleitung, Nervengewebe 4
Infektabwehr
- Gammaglobuline 81, 83–84
- Phagozytose 84
- spezifische, Lymphozyten 68, 72
- – T-Lymphozyten 84
- – zelluläre 84
- unspezifische, Granulozyten 68
- – zelluläre 84
inkretorische Drüsen, Sekret 5
Innenohr, Schnecke 135
Inspiration 62

Inspiration
– s.a. Atmung
– Zwerchfell 87
Insulin 69, 76, 83, 92, 110, 114
– Blutzucker 92
– Gegenspieler 76
– Wirkung 83
Interphase 10
Interstitialzellenstimulierendes Hormon (ICSH) 67, 121
Intraperitonealraum, Organe 104
Intrazellularflüssigkeit, Elektrolyte 9
Intrazellularraum 53
Intrinsic-Faktor 93, 112
Iris 132, 134

J
Jejunum 95
Jochbein (Os zygomaticum) 18
Jodaufnahme, TSH 79

K
Kalium 10
– Herztätigkeit 42
Kalzitonin 68
Kalzium
– Blutgerinnung 67, 70
– Freisetzung 79
Kalziumaufnahme, Darm 79
Kammer s. Herzkammer
Kapillaren 43
– Diffusion 78
– Gasaustausch 78
– Sauerstoffabgabe 78
Kardia (Mageneingang) 97, 101
Kehlkopf 63
Keilbein (Os sphenoidale) 18
Kern s. Zellkern
Kleinhirn (Cerebellum) 133
– Aufgaben 131
– Gleichgewicht 136
– Wärmezentrum 138
Kniegelenk 19
– Gelenkart 30–31
Knie- und Hüftgelenkbeuger 34
Knochen
– Becken 24
– Crista iliaca (Darmbeinkamm) 24
– Darmbeinschaufel 24
– Epiphyse 19
– Felsenbein 15, 32
– Femur (Oberschenkelknochen) 20, 22
– Fibula (Wadenbein) 18
– Fußwurzelknochen 16, 20
– Gesichtsschädel 18
– Handwurzel 18

Knochen
– Hirnschädelknochen 21
– Hörknöchelchen 19
– Längenwachstumszone 16, 19
– Mandibula (Unterkiefer) 26, 36
– Maxilla (Oberkiefer) 36
– Os cuboideum (Würfelbein) 16, 20
– – ethmoidale (Siebbein) 36
– – frontale (Stirnbein) 26
– – ilium (Darmbein) 18, 24, 28–29, 35
– – ischii (Sitzbein) 24, 28–29, 35
– – lacrimale (Tränenbein) 36
– – lunatum (Mondbein) 20
– – nasale (Nasenbein) 36
– – occipitale (Hinterhauptsbein) 26
– – parietale (Scheitelbein) 18, 26
– – pubis (Schambein) 24, 28–29, 35
– – sacrum (Kreuzbein) 28–29
– – sphenoidale (Keilbein) 18
– – temporale (Schläfenbein) 15, 26
– – triquetrum (Dreiecksbein) 17
– – zygomaticum (Jochbein) 18
– platte 18, 21
– Röhrenknochen 16, 19
– Scapula (Schulterblatt) 18, 23, 28
– Schädel 18, 26
– Schädelbasis 18
– Schädelkalotte 18
– Spongiosa 21
– Sprunggelenk, oberes 18
– Sternum (Brustbein) 18
– Talus (Sprungbein) 18
– Tibia (Schienbein) 18
– Wirbel 27
Knochenbildungszellen 1, 17
Knochengewebe 1
– Chondroklasten 4
– Osteoblasten 1, 17
Knochenmark, rotes 18, 74–75
Knorpelfreßzellen 4
Knorpelgewebe 1
Knorpelüberzug, Gelenkflächen 21
Koagulationsphase, Blutgerinnung 72
Körperwasser 53
Körperwasserverlust, Aldosteronmangel 76
Kohlendioxid 78
Kohlenhydrate
– Verdauung 105, 115, 117
– – Pankreasenzyme 110
Kolon
– s. Colon
– s. Dickdarm
Kolon (Dickdarm) 90, 98–99, 111
– Haustren 90, 98, 104
– Tänien 111–112
– Wasser- und Elektrolytresorption 87

307

Koronargefäße (Herzkranzgefäße) 58, 129
– Arterien 50
– Venen 47
Kortisol 68
Kraftwerk, Zelle 2
Kreatinin 115
Kreislauf, Hochdrucksystem 41
Kreuzbein (Os sacrum) 28–29
Krümmung der Wirbelsäule, Lordose 16
Kugelgelenke 19, 31
Kupffer-Sternzellen 116
Kurvatur, kleine 116

L
Längenwachstum, Knochen 16, 19
Längsmuskelband, Dickdarm 111–112
Lamina cribrosa ossis ethmoidalis 32
Leber 94
– Ammoniak 113
– Aufgaben 112
– Bilirubin 112
– Blutgerinnungsfaktoren 103
– Blutspeicher 103
– Cholesterin 108
– Entgiftungsfunktion 103, 113
– Fettsäuren 108
– Funktionen 103, 108
– Gallensaft 112
– Glukoneogenese 108
– Glykogenspeicherung 94
– Harnstoff 108, 113
– Kupffer-Sternzellen 116
– Nebennierensteroide 113
– Sexualhormone 108, 113
– Vena portae 24, 26, 40, 91, 103, 105
– Vitaminspeicher 103
Leberbänder 91
Lebergang (Ductus hepaticus) 96
Leberläppchen, Periportalfelder 92
Leberpforte, Strukturen 91
Leberschädigung, Entgiftungsfunktion 103, 113
Lebervenen, Mündung 94
Lendenlordose 16
Leukozyten 72, 84
LH (Luteinisierendes Hormon) 67, 121
Lichtbrechung, Auge 137
Lieberkühn-Krypten 114
Linea aspera (Femur) 22
Linse 132
Lipase 94
Lipoide 12
Lordose
– Halswirbelsäule 17
– Lendenwirbelsäule 16
– Wirbelsäule 16

Luftröhre (Trachea) 63
Lunge
– anatomische Strukturen 63
– Gasaustausch, Transportmechanismus 5, 37, 51
– Histologie 51
– kollabierte 57
Lungenbläschen (Alveolen) 52
Lungendiffusion 5, 37, 51, 78
Lungenfell (Pleura) 52
Lungenflügel 63
– Aussagen, charakteristische 52
Lungenkreislauf, fetaler 45
Lungenvenen 43
Luteinisierendes Hormon (LH) 67, 121
lymphatische Organe, Grundgerüst 13
Lymphknoten, Bindegewebe, retikuläres 13
Lymphozyten 68, 72
– T-Lymphozyten 84
Lysosomen 2

M
Magen
– Belegzellen 108
– Hauptzellen 89, 107
– Intrinsic-Faktor 93, 112
– Kurvatur, kleine 116
– Lage 88
– Nebenzellen 88, 107
– Salzsäure 106, 108
– Strukturen 97
– Zylinderepithel 12
Magenausgang s. Magenpförtner (Pylorus)
Mageneingang (Kardia) 97, 101
– Zähne, Länge der Strecke 102
Mageninhalt, Passagegeschwindigkeit 113
Magenkörper (Corpus ventriculi) 97
Magenpförtner (Pylorus) 97, 105, 113, 116
Mandibula (Unterkiefer) 26, 36
Mark, verlängertes s. Medulla oblongata
Maxilla (Oberkiefer) 36
mechanischer Schutz, Haut 2
Media, Arterien 49
Medulla oblongata (verlängertes Mark) 133, 136
– Atemzentrum 131, 136
Megakaryozyten 75
– Thrombozyten 80
Metaphase 10
Mikrovilli, Dünndarm 95, 101, 116
Milz
– Bindegewebe, retikuläres 13
– Erythrozytenabbau 85
Mitochondrien 2, 6, 8
– ATP 6
– Funktion 6

Mitose 10
- Stadien 10
Mitralklappe 41, 45, 48, 59
- s.a. Herzklappen
Mittelfellraum 52
Mittelohr (Paukenhöhle) 19
- Aufgabe 131
Mittelohrknochen 19
Mondbein (Os lunatum) 20
Monozyten 72
motorische Endplatte 129
Mundhöhle, Kohlenhydratverdauung 115
Musculus
- iliopsoas 34
-- Antagonist 34
-- Ursprung 31
- obliquus externus abdominis 34
- sartorius 34
Muskelgewebe 1
- Glukoseaufnahme 83
- Myofibrillen 13
Muskulatur
- glatte 3, 33
-- Lunge 37, 51
- quergestreifte 4
-- Ermüdbarkeit 8
-- motorische Endplatte 129
- willkürliche 4
Muttermund 124
Muzinbildung, Nebenzellen 89, 107
Myelinschicht, Nervengewebe 7
Myofibrillen 13
Myokard 45

N

Nährstofftransport, Pfortader 105
Nahrungsbestandteile, biochemische Spaltung 109
Nahrungseiweiße s. Eiweiße
Nebennieren, Hormone 69, 71
Nebennierenmark, Hormone 68
Nebennierenrinde
- hormonale Steuerung 74–75
- Hormone 66, 69
Nebennierensteroide, Leber 113
Nebenschilddrüse, Hormone 79
Nebenzellen (Magen) 88, 107
- Muzinbildung 88–89, 107
Nephron 125, 127
Nerven, anatomische Strukturen 7
Nervenfasern, markhaltige 129
Nervengewebe 1
- Aktionspotentiale 4
- Axon 7
- Dendriten 7

Nervengewebe
- Erregungsübertragung 5
- Impulsweiterleitung 4
- Myelinschicht 7
- Schwannsche Scheide 7
- Synapse 5, 7
- Transmittervesikel 7
Nervensystem, vegetatives, Herztätigkeit 42
Nervenzellkörper 7
Nervus
- phrenicus 87
- vagus 109
Netzhaut (Retina) 134
Neurit (Axon) 7
Niederdrucksystem 60
Nieren
- Aufgaben 123
- Blutdruck 125
- Bowman-Kapsel 116, 125
- Glomerulus 122, 125
- Henle-Schleife 125
- Hormonproduktion 125
- Nephron 125, 127
- Phosphatausscheidung 79
Nierendurchblutung, Volumen 122
Nierenfunktion, Hormone, beeinflussende 127

O

Oberschenkelhals (Collum femoris) 22, 29
Oberschenkelknochen (Femur) 20, 22
Oberschenkelkopf (Caput femoris) 22
Ösophagus (Speiseröhre) 93
- Becherzellen 93
- Plattenepithel, mehrschichtiges, unverhorntes 12
Östrogen 79
Organe
- Intraperitonealraum 104
- Retroperitonealraum 104
- Subperitonealraum 104
Os
- cuboideum (Würfelbein) 16, 20
- ethmoidale (Siebbein) 36
- frontale (Stirnbein) 26
- ilium (Darmbein) 18, 24, 28–29, 35
- ischii (Sitzbein) 24, 28–29, 35
- lacrimale (Tränenbein) 36
- lunatum (Mondbein) 20
- nasale (Nasenbein) 36
- occipitale (Hinterhauptsbein) 26, 32
- parietale (Scheitelbein) 18, 26
- pubis (Schambein) 24, 28–29, 35
- sacrum (Kreuzbein) 28–29

Os
- sphenoidale (Keilbein) 18
- temporale (Schläfenbein) 15, 26, 32
- triquetrum (Dreiecksbein) 17
- zygomaticum (Jochbein) 18
osmotischer Druck 77
Osteoblasten 1, 17
Ovarien 119, 124
- Hormone 69, 71
Oxytozin 82

P

Paneth-Körnerzellen 114
Pankreas (Bauchspeicheldrüse) 109
- Amylase 105, 109, 117
- Funktion 110
- Glukagon 108, 110
- Hormone 69
- Insulin 114
- Unterteilung 114
Pankreasenzyme 109
- Eiweißverdauung 110
Pankreassaft
- exokriner 94
- Mündungsort 90
Pankreozymin 109
Papilla Vateri 96, 100, 110
parasympathisches System, Verdauung 95
Parathormon 127
Pars petrosa ossis temporalis (Felsenbein) 32, 35
Paukenhöhle (Mittelohr) 19, 131
Pepsin, Aktivierung 106
Pepsinogen, Hauptzellen 89, 107
Periportalfelder 92
Peritoneum (Bauchfell) 107
- Plattenepithel, einschichtiges 11
Pfortader 24, 26, 40, 48, 91, 94, 105
- Nährstofftransport 105
- Wurzeln 91, 103
Pfortaderkreislauf, Fetus 56
Phagozytose
- Granulozyten 69, 72
- Infektabwehr, zelluläre, unspezifische 84
Phosphatausscheidung, Nieren 79
pH-Wert, Blut 81
Plasmazellen 82
Plattenepithel
- einschichtiges 11
- mehrschichtiges, unverhorntes 12, 56
Pleura (Lungenfell) 52
- parietalis 52
- visceralis 52
Pleuralspalt 57
Plexus choroideus (Adergeflecht) 130
Pons (Brücke) 133

Primärharn 120
- Volumen 122
Processus
- coracoideus (Rabenschnabelfortsatz) 23
- spinosus (Dornfortsatz) 27
- transversus (Seitenfortsatz) 27
Progesteron 69, 79
Prophase 10
Prostata (Vorsteherdrüse) 71
Proteine s. Eiweiße
Prothrombin 67, 70, 77
Pulmonalklappe 45
- s.a. Herzklappen
Pulmonalvene 59
Pulpa, Zahn 25
Purkinje-Fasern 41
P-Welle, EKG 62
Pylorus (Magenpförtner) 97, 105, 113, 116

Q

QRS-Komplex, EKG 62
quergestreifte Muskulatur s. Muskulatur, quergestreifte

R

Rabenschnabelfortsatz (Proc. coracoideus) 23
Ramus
- circumflexus 58
- interventricularis anterior 58
Reizleitungssystem, Herz s. Erregungsleitungssystem
Rektum (Enddarm) 90, 98
Resorption
- Vitamin B_{12}, Ileum 102
-- Intrinsic-Faktor 93, 112
respiratorisches Epithel 3, 55
retikuläres Bindegewebe 13
Retikulozyten 75
Retikulum, endoplasmatisches (ER) 2, 8
Retina (Netzhaut) 134
Retraktionsphase, Blutgerinnung 72
Retroperitoneum
- Kolonanteile 90
- Organe 104
- Pars descendens duodeni 90
Rezeptoren, Haut 2
Rh-positiv 80
Ribosomen 2, 8
Röhrenknochen, Wachstumszone 16, 19
Rollhügel
- großer (Trochanter major) 20, 22
- kleiner (Trochanter minor) 20, 22
rotes Knochenmark 18, 74–75
Rückenmark 130
- graue Substanz 136
- weiße Substanz 129

S

Salze
- Ausscheidung 123
- Volumen 122

Salzsäure (HCl), Magen 106, 108
Samenleiter (Ductus deferens) 119
Sammelrohr, ADH 119
Sattelgelenk 19
sauerstoffreiches Blut
- Gefäße 38, 44
- Lungenvenen 38, 44

Scapula (Schulterblatt) 18, 26
- anatomische Strukturen 23

Schädel, Knochen 18, 26
Schädelbasis
- anatomische Strukturen 32, 133
- Foramen ovale 30
- Knochen 18

Schädelkalotte, Knochen 18
Schallwellen, Transport 131
Schambein (Os pubis) 24, 28–29, 35
Schambeinfuge (Symphysis pubica) 24, 28
Scharniergelenke 19, 30–31
Scheitelbein (Os parietale) 18, 26
Schienbein (Tibia) 18
Schilddrüse
- Hormone 68–69, 71, 74–75
- Sekretion 11

Schläfenbein (Os temporale) 15, 26, 32
Schlagvolumen, Ventrikel, linker 55
Schleim s. Muzin
Schmelz, Zahn 25
Schnecke, Innenohr 135
Schneidermuskel 34
Schulterblatt (Scapula) 18
- anatomische Strukturen 23

Schulterblattgräte (Spina scapulae) 23
Schulterblatthöhe (Acromion) 23
Schultergelenk, Achsen 15
Schwannsche Scheide 7
Schwarz-weiß-Sehen 137
Schweißdrüsen 2
Segelklappen 45
Sehen 137
Seitenfortsatz (Proc. transversus) 27
Sekret, Drüsen, inkretorische 5
Sekretin 109
Sekretion, endokrine 11
Sekundärharn 120
- Volumen 122

Sella turcica 32
Septum interventriculare 59
Serosa 107
Serumeigenschaften, Blutgruppe AB 73
Sexualhormone, Leber 108, 113
Sinnesorgane, Haut 2

Sinusknoten 41, 50
Sitzbein (Os ischii) 24, 28–29, 35
Speichel, Amylase 117
Speicheldrüsengänge, paarige 102
Speiseröhre (Ösophagus) 93
- Becherzellen 93

Spermatogenese 121
Spermien 121
S-Phase, Zellzyklus 10
Spina scapulae (Schulterblattgräte) 23
Spongiosa 21
Sprungbein (Talus) 18
Sprunggelenk
- oberes, Achsen 15
- – Gelenkart 30
- – Knochen 18

Stäbchenzellen 137
Steigbügel 19, 135
Sternum (Brustbein) 18
Stimmbänder 56
Stirnbein (Os frontale) 26
Strömung, turbulente, Aorta ascendens 46
Stützgewebe, Unterteilung 1
Subperitonealraum, Organe 104
Symphysis pubica (Schambeinfuge) 24, 28
Synapse 5, 7
Systole 39, 45, 52, 54
- Mitralklappe 48

T

T-Welle, EKG 62
Tänien 111–112
Talgdrüsen 2
Talus (Sprungbein) 18
Taschenklappen 54
Tastkörperchen 2
Tastsinn 131
Telophase 10
Testes (Hoden) 71, 120–121, 128
Testosteron, Hoden 121
Thrombin 7, 67, 77
Thrombinaktivierung, Blutgerinnung 72
Thrombozyten 68, 70, 75, 84
- Blutgerinnung 70, 72
- Stammzellen 80

Thyroideastimulierendes Hormon (TSH) 79
Thyroxin 69
Tibia (Schienbein) 18
Tiefensensibilität 131
T-Lymphozyten 84
Tonsillen, Bindegewebe, retikuläres 13
Trachea (Luftröhre) 63
Tracheaepithel 3, 55
Transmitter 132
Transmittervesikel, Nerven 7

Transportmechanismus, Gasaustausch,
  Lunge 5, 37, 51
Trikuspidalklappe 59
– s.a. Herzklappen
Trochanter
– major (Rollhügel, großer) 20, 22
– minor (Rollhügel, kleiner) 20, 22
Truncus coeliacus 37
Trypsinogen 94, 109
TSH (Thyroideastimulierendes Hormon)
  79
Tuba uterina (Eileiter) 119–120, 124
Tubulus, distaler, Wasserrückresorption,
  ADH 65, 119
turbulente Strömung, Aorta ascendens 46

U
Überträgerstoffe s. Transmitter
Unterkiefer (Mandibula) 26, 36
Unterkiefernerv, Durchtrittsstelle durch die
  Schädelbasis 30
Urethra 119–120
Uterus 119, 124

V
Vasokonstriktion, Blutgerinnung 70
Vater-Papille 96, 100, 110
Vena
– interlobularis 92
– mesenterica 91
– portae 24, 40, 48, 91, 94, 105, 226
– – Nährstofftransport 105
– – Wurzeln 91, 103
– pulmonalis 37, 44, 59
Venen
– s.a. Gefäße
– Blutvolumen 40
– Koronarvenen 47
Ventrikel, linker, Durchblutung 55
Ventrikelseptum 59
Verdauung
– Darmdurchblutung 55
– Kohlenhydrate 105, 110, 115, 117
– Pankreasenzyme 110
– parasympathisches System 95
Verdauungsorganell, Zelle 2
verlängertes Mark s. Medulla oblongata
Vesica fellea (Gallenblase) 96
– Aufgaben 106
Vitalkapazität 62
Vitamin B$_{12}$
– Resorption, Ileum 102
– – Intrinsic-Faktor 93, 112
Vitaminspeicher, Leber 103
Vorhof, rechter 39, 45
Vorsteherdrüse (Prostata) 71

W
Wachstumszone, Röhrenknochen 16, 19
Wadenbein (Fibula) 18
Wärmeregulation, Haut 2
Wärmezentrum 136
Wandspannung kleiner Gefäße, Blutdruck
  38
Wasserbindungsvermögen, Albumine 83
Wasser-Elektrolyt-Regulation, Hormone 77
Wasserhaushalt 77
Wasserresorption
– Dickdarm 87
– Tubulus, distaler, ADH 65, 119
Wegesystem, Zelle 2
weiße Substanz
– Gehirn 129
– Rückenmark 129
willkürliche Muskulatur s. Muskulatur,
  quergestreifte
Windkesselfunktion, Aorta 49
Wirbel, anatomische Strukturen 27
Wirbelkörper (Corpus vertebralis) 27
Wirbelloch (Foramen intervertebrale) 27
Wirbelsäule
– Halslordose 17
– Lendenlordose 16
Würfelbein (Os cuboideum) 16, 20
Wurmfortsatz (Appendix vermiformis)
  98, 111

Z
Zäkum (Blinddarm) 90, 98–99, 111
Zahn/Zähne
– anatomische Strukturen 25
– Dentin 25
– Mageneingang, Länge der Strecke 102
– Zement 25
Zahnfleisch 25
Zahnpulpa 33
Zapfenzellen 137
Zelle(n)
– anatomische Strukturen 2, 8
– Becherzellen 93
– Belegzellen 108
– Blut s.u. Erythrozyten
– – s.u. Granulozyten
– – s.u. Leukozyten
– – s.u. Lymphozyten
– – s.u Monozyten
– – s.u. Thrombozyten
– Eiweißlipide 12
– endoplasmatisches Retikulum 2, 8
– Energiegewinnung 6
– Epithelzellen, Lunge 51
– genetische Information 2
– Glykogen 12

Zelle(n)
– Golgi-Apparat 8
– größte 8
– Hauptzellen 89, 107
– Kern 2, 8
– Kraftwerk 2
– Kupffer-Sternzellen 116
– Lipoide 12
– Lysosomen 2
– Megakaryozyten 75, 80
– Mitochondrien 2, 6, 8
– Nebenzellen 88–89, 107
– Paneth-Körnerzellen 114
– Plasmazellen 82
– Proteinbiosynthese 2
– Ribosomen 2, 8
– Stäbchenzellen 137
– Substanzen, nichtlebende 12
– Ultrastrukur 2
– Verdauungsorganell 2
– Wegesystem 2
– Zapfenzellen 137

Zellkern 2, 8
– Chromatin 13
– DNS 8
– Eiweißkörper 13
Zellmembran 8
Zellteilung, indirekte 10
Zellzyklus, S-Phase 10
Zement, Zahn 25
Ziliarmuskel 134
ZNS
– Gehirn 130
– Rückenmark 130
Zotten, Dünndarm 101
Zwerchfell 63, 87
Zwischenhirn, Wärmezentrum 136
Zwischenwirbelscheibe (Discus intervertebralis) 27
Zwölffingerdarm (Duodenum) 90, 95, 113
Zylinderepithel
– Eileiter 120
– Magen 12